探秘中药系列

中国药学会　中国食品药品检定研究院　中国健康传媒集团
组织编写

探秘肉苁蓉

总主编　马双成

主　编　王　栋　康　帅

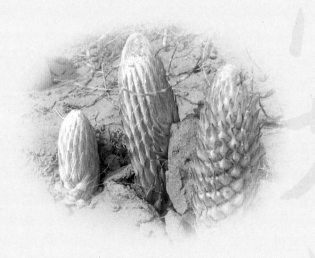

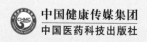
中国健康传媒集团
中国医药科技出版社

内 容 提 要

　　肉苁蓉具有悠久的药用历史。本书为"探秘中药系列"之一，由中国药学会、中国食品药品检定研究院、中国健康传媒集团组织编写，内容实用，语言通俗。全书分为肉苁蓉之源、肉苁蓉之品、肉苁蓉之用三部分，全面介绍了肉苁蓉的历史渊源、质量保障、合理使用等知识，并附有相关内容的视频二维码，方便读者更深入详细地了解肉苁蓉。本书既可为临床用药提供参考，也可作为公众了解中药知识的科普读物。

图书在版编目（CIP）数据

　　探秘肉苁蓉 / 王栋，康帅主编 . —北京：中国医药科技出版社，2023.12

　　（探秘中药系列）

　　ISBN 978-7-5214-4143-7

　　Ⅰ . ①探… 　Ⅱ . ①王…②康… 　Ⅲ . ①肉苁蓉—普及读物

　　Ⅳ . ① R282.71-49

　　中国国家版本馆 CIP 数据核字（2023）第 172372 号

美术编辑　陈君杞

版式设计　也 在

出版　**中国健康传媒集团** | 中国医药科技出版社

地址　北京市海淀区文慧园北路甲 22 号

邮编　100082

电话　发行：010-62227427 　邮购：010-62236938

网址　www.cmstp.com

规格　889 × 1194 mm $^{1}/_{32}$

印张　5 $^{1}/_{2}$

字数　113 千字

版次　2023 年 12 月第 1 版

印次　2023 年 12 月第 1 次印刷

印刷　北京侨友印刷有限公司

经销　全国各地新华书店

书号　ISBN 978-7-5214-4143-7

定价　**36.00 元**

获取新书信息、投稿、为图书纠错，请扫码联系我们。

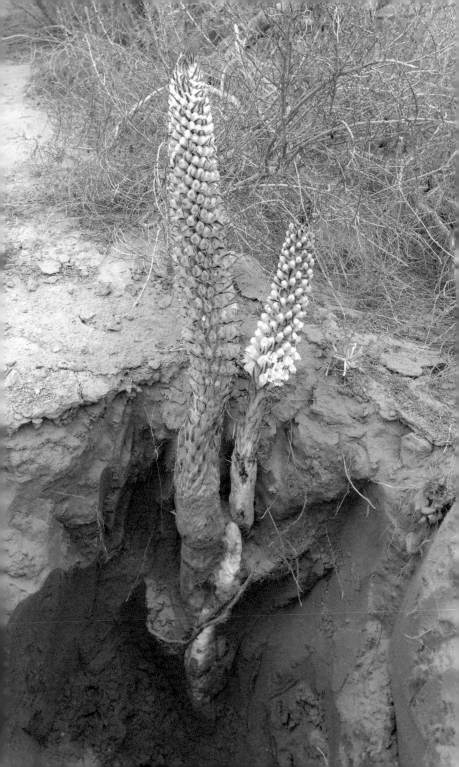

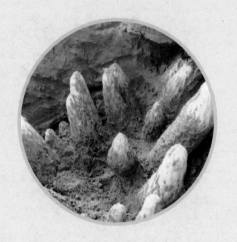

丛书编委会

总策划 吴少祯

总主编 马双成

编　委 （按姓氏笔画排序）

本书编委会

总主编简介

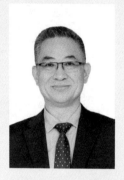

马双成，博士，研究员，博士研究生导师，享受国务院政府特殊津贴专家。现任中国食品药品检定研究院中药民族药检定所所长、中药民族药检定首席专家，世界卫生组织（WHO）传统医药合作中心主任，国家药品监督管理局中药质量研究与评价重点实验室主任，《药物分析杂志》执行主编，科技部重点领域创新团队"中药质量与安全标准研究创新团队"负责人。先后主持"重大新药创制"专项、国家科技支撑计划、国家自然科学基金等30余项科研课题的研究工作。发表学术论文380余篇，其中SCI论文100余篇；主编著作17部，参编著作16部。2009年获中国药学发展奖杰出青年学者奖（中药）；2012年获中国药学发展奖食品药品质量检测技术奖突出成就奖；2013年获第十四届吴阶平医学研究奖-保罗·杨森药学研究奖；2014年入选"国家百千万人才工程"，并被授予"有突出贡献中青年专家"荣誉称号；2016年入选第二批国家"万人计划"科技创新领军人才人选名单；2019年获第四届中国药学会-以岭生物医药创新奖；2020年获"中国药学会最美科技工作者"荣誉称号。

主编简介

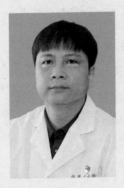

王栋，现任内蒙古自治区药品检验研究院副院长、主任中药师。2003年毕业于内蒙古医科大学药学院，中药学专业。

从事中药、蒙药的检验与标准制修订、质量安全与评价以及科研等工作。曾承担《中华人民共和国药典》《香港中药材标准》《卫生部药品标准蒙药分册》《内蒙古中药材标准》《内蒙古蒙药材标准》等标准中部分品种的增修订工作，作为执行主编出版《蒙药材性状及显微鉴别彩色图鉴》工具书1部，参与编写《实用中药材传统鉴别手册》《中药成方制剂显微鉴别图典》《药品检验仪器操作规程及使用指南》等工具书6部，发表专业论文20余篇，发明专利1项。2021年度入选内蒙古自治区"新世纪321人才工程"第二层次，内蒙古自治区第十一批"草原英才"创新团队主要成员。兼任中国中药协会中药数字化专业委员会副主任委员、中国中药协会中药质量与安全专业委员会第二届副主任委员、内蒙古自治区中蒙药标准研究重点实验室副主任和内蒙古自治区检验检测机构资质认定评审员。

主编简介

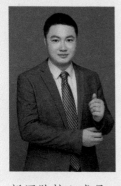

康帅，博士，副研究员，中国食品药品检定研究院中药民族药检定所中药标本馆副主任，中国中药协会中药数字化专业委员会秘书长，中华中医药学会中药标准与检验科学传播团队专家组成员，世界卫生组织传统医药合作中心和科技部重点领域中药质量与安全标准创新团队核心成员，国家药品监督管理局中药质量研究与评价重点实验室学术委员会委员，《药物分析杂志》《中国药学杂志》等审稿人。

从事中药材鉴定、中药数字化标本馆建设、中药材标准研究等方面的相关工作十余年。主要研究方向为本草文献、中药材鉴定和中药质量评价研究。主持青海省科技厅创新平台建设专项子课题1项、中国食品药品检定研究院关键技术基金课题1项，参加国家重大科技专项、国家自然科学基金、国家中医药管理局、青海省科技厅以及香港卫生署等多项科研任务。发表国内外学术论文70余篇；参与编写著作30余部（其中主编10部，副主编7部），如《中国种子中药材鉴定研究图典》《中国中药材及饮片真伪鉴别图典》《探秘三七》《中国药品检验标准操作规程》《中华人民共和国药典》（英文版）等。

前　言

　　科技创新、科学普及是实现创新发展的两翼，要把科学普及放在与科技创新同等重要的位置。中医药是中华文明的瑰宝，凝聚着中华民族的博大智慧。随着人们生活水平的不断提高，中医药已不只是在防病、治病中发挥作用，中医药的养生健康、"治未病"理念也逐渐融入人们的日常生活中。因此，增强中药安全用药的意识，形成良好的用药习惯，是非常重要，也是非常必要的。

　　近年来，为继承和发扬中医药文化，宣传和普及中药的合理用药常识，中国食品药品检定研究院联合组织中药学领域专家开展了"探秘中药系列"的编写工作。这套科普书籍以"药食同源"中药为主，每种中药单独成册，从中药的源、品、用三个层面全面介绍中药的历史渊源、质量保障、合理使用等知识，同时将反映药材的采收、加工、炮制等相关视频资料通过二维码的方式呈现，让读者更加直观和深入地了解每种中药。

　　在中国健康传媒集团中国医药科技出版社的大力支持下，

本次共出版 10 册，内容涉及黄芪、党参、莲子等 10 种公众关注度较高且常用的中药材，以期为相关专业的基层医务人员、监管人员和检验人员提供专业参考，也希望"探秘中药系列"可以成为公众健康生活、快乐生活的"好帮手"。

2023 年 8 月

编写说明

    肉苁蓉为列当科苁蓉属肉质草本寄生植物带鳞叶的肉质茎，是我国干旱地区特有的沙生药材，多分布在人迹罕至的沙漠或荒漠之中，其性味缓和，补而不峻，与人参补益功效相当，却无人参的"燥性"，又被赋予"沙漠人参"的美称。早在 2000 多年前，肉苁蓉就被认为是一种具有滋补作用的药食两用的植物，作为中药始载于《神农本草经》，书云："苁蓉，生于沙中，名曰田菁，其叶如蒺藜，根如枣核……常食之，轻身延年。"此后历代本草多有记载。肉苁蓉作为我国常用传统名贵药材，不仅汉族，维吾尔族、蒙古族、藏族等少数民族也把它视为绝佳的进补品。据不完全统计，肉苁蓉在历代重要的增力配方中出现的频率最高，在滋补配方中仅次于人参，居第二位，具有极高的药用、科研、经济和生态价值。近年来，随着我国的改革开放及国内群众生活水平的提高和人们保健意识的增强，肉苁蓉作为补益类中药，被广泛应用于中药成方制剂和保健食品中，受到国内外市场的青睐。

    为了使公众更加系统、全面地认识和了解肉苁蓉，笔者查阅大量相关书籍和文献，深入肉苁蓉道地产区实地调研，并结合工作中对肉苁蓉的研究成果，编写了《探秘肉苁蓉》一书。本书从肉苁蓉之源、肉苁蓉之品、肉苁蓉之用三章节全面、详细地介绍了肉苁蓉这一传统中药，主要内容包括肉苁蓉的相关传说、名称的由来、产地和产业；肉苁蓉的种植、采收加工与炮制、真伪鉴别及优劣判断；肉苁蓉的药理作用、相关制剂及合理应用。作为科普图书，本书既可以满足基层医务人员对患者教育和科普宣传的实际需求，也可为从事肉苁蓉种植、加工、经营等相关人员提供参考。

由于水平所限，书中不足和疏漏之处在所难免，恳请广大读者和各界同仁提出宝贵意见。

编者

2023 年 8 月

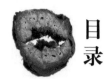

目 录

第二章　肉苁蓉之品

第三章

肉苁蓉之用

第一章

肉苁蓉之源

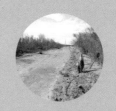

肉苁蓉是我国常用传统名贵药材，在我国已有1800多年的应用历史，神奇的效果被广泛认知。不仅汉族，维吾尔族、蒙古族、藏族等少数民族都把它视为绝佳的进补药材。近年来，随着我国的改革开放及国内群众生活水平的提高和保健意识的增强，肉苁蓉被广泛应用于中药成方制剂和保健食品，受到国内外市场的青睐。

肉苁蓉，为列当科苁蓉属多年肉质草本寄生植物，主要分布在中亚、西亚、蒙古以及我国西北地区的荒漠中，以内蒙古西部和甘肃一代沙漠中所产最为有名，被赋予"沙漠人参"的美称。肉苁蓉味甘咸，性温和，具有补肾阳、益精血、滋目清风、润肠通便的功效。李时珍在《本草纲目》中是这样解释肉苁蓉名字的由来的，称"此乃平补之剂。温而不热，补而不峻，暖而不燥，滑而不泄，有从容缓和之貌"。故名"肉苁蓉"。据统计，肉苁蓉在历代重要的增力配方中出现的频率居第一位，在滋补配方中仅次于人参，居第二位，具有极高的药用、科研、经济和生态价值。

第一节
肉苁蓉的传说

内蒙古西部的阿拉善地区作为肉苁蓉的主产区，长久以来一直是马背上的民族——蒙古族人民的聚居地区，由于肉苁蓉生长于蒙古高原的荒漠地区，从古代开始，肉苁蓉就一直被当地人民认为是一种神奇的植物而被赋予了浓郁的本土色彩。从古至今，肉苁蓉已经在当地人的心中形象化，其有着很强的象征意义，充满着神奇的色彩。肉苁蓉象征着坚强、胜利，是上天的旨意、蒙古大地的精灵。在蒙古语中，肉苁蓉被称为：呼吉日色格——查干高要（音译），其寓意是沙漠里的圣洁之物，是上天赐予凡间的圣物。这充分体现了蒙古族人民对肉苁蓉这一沙漠奇珍的重视程度，由此衍生出了许多神奇的传说，为肉苁蓉这个古老而又圣洁的植物赋予了更为神秘的色彩。

一、沙漠之宝助力天骄军团

对于一个民族来说，传统文化是一个民族的精神支柱，肉苁蓉与蒙古族的传统文化有着密不可分的联系，它不仅影响着蒙古族传统文化的形成和发展，在某种程度上也在潜移默化中成为了蒙古族传统文化的载体。

在蒙古族传说中，肉苁蓉是天神派神马赐给成吉思汗铁木真的神物。众所周知，成吉思汗是草原人民的英雄，一生兵戈铁马。1189年，铁木真被推举为乞颜部的部落联盟首领，传说金明昌元年，即公元1190年，铁木真的不断强大遭到了他的结拜兄弟札木合的强烈嫉妒，札木合联合札答兰、塔塔尔、合答斤、泰赤乌等13部共计3万多人向铁木真发动进攻。这就是其统一各部的过程中发生的一次著名的战役，即"十三翼之战"。战役之中，铁木真把部族分为13个古列延，分13翼迎战，由于军事力量的悬殊，铁木真的人马部队不得不撤退近300里，被围困于一片长满了梭梭林的沙山上，饥渴难耐、筋疲力尽、情势十分危急。札木合步步为营、得意忘形，竟当众将俘获的俘虏分七十口大锅烹杀，以此来打击铁木真的士气。不曾想，他的残忍激怒了天神，天神派出了神马，神马从天而降，落到铁木真面前，仰天长啸，将精血射至梭梭树根上，然后开始绕梭梭的沙山奔跑，就在众人惊魂之际，奔跑中的神马用蹄子刨出了像神马生殖器一样的植物根块，铁木真知道这是上天的支援，是草原之神赐予他们的宝物。当即对手下的士兵们表示，这是草原之神的保护，定会打赢这场恶战的！他赶紧与部将们吃了根块，吃过这些根块后，人人感到热血沸腾、精神倍增，大家顿觉神力涌现，他们像疾风一样冲下沙山，杀出了一条血路，将札木合部落彻底击溃，为统一大业奠定了基础。

二、游走于蒙古大地的精灵

唐代开元年间的《道藏》把"石斛、天山雪莲、三两重人参、百年首乌、花甲之茯苓、深山野灵芝、海底珍珠、冬虫夏草、苁蓉"并称为中华九大仙草。亦是神农记载的第四味仙草,位列《神农本草经》上品。

历史上,物产丰饶的西域各国每年都会向朝廷上贡珍奇,其中肉苁蓉总是深得皇帝喜爱。民间也一直流传着"宁要苁蓉一筐,不要金玉满床"的佳话。在现代,每到春天,"淘金者"就会前往西北部荒漠地带,他们在那里挖了又挖,就是为了寻找传说中无比珍贵的肉苁蓉。在蒙古族人民的心中,肉苁蓉就是救命的仙草,当地人把肉苁蓉看作是土地有灵性的精华,人们在每年的4~5月份对肉苁蓉进行采挖,而上一年采挖过肉苁蓉的地方,并不将其挖尽,而是将梭梭的根部留有一部分,用挖出来的沙土将其回填,来年再来采挖的时候会发现其已经"不见了",并没有按照先前的"纹路"进行生长,而是在沙漠中游走自如,向其他方向长出,这种现象被当地人看成是上天的旨意,有灵性的"天地之神根"。故此,肉苁蓉又被当地人称作"蒙古地精"。

饶有趣味的是,在另一个古老的传说中与此相反,肉苁蓉被视为大地沙化的真凶。相传先有的肉苁蓉后有的沙漠,因为肉苁蓉吸尽了大地的精华、万物的灵气,所以才使大地变成了沙漠。因此肉苁蓉拥有了顽强的生命力,也正是这不同寻常的生命力，赋予了它更为神奇的功效。

三、大禹治水降神龙　造就长生不老说

位于我国甘肃省的张掖从古至今就是坐落在黑河流域三角洲上的一座湿地之城。史前时代，本就是《山海经》里记载的"西海"，峡口和天城石峡历来都留有大禹治水的佳话。别看现在张掖乃至整个甘肃一带大部分地区都是沙漠和戈壁，史前时代可是号称弱水三千，临泽等地名也是由此而来。

据说古时若水中时有神龙作祟，独霸一方，正所谓静则"鹅毛飘不起，芦花定底沉"，动则经常兴风作浪，洪水肆虐，导致周边老百姓民不聊生，深受其害，苦不堪言。说到这里，就不得不提到大禹治水的传说了。

禹为鲧之子，又名文命，字高密。相传生于西羌（今甘肃、宁夏、内蒙古南部一带），后随父迁徙于崇（今河南登封附近），尧时被封为夏伯，故又称夏禹或伯。尧是中国第一个王朝——夏朝的建立者，同时也是奴隶社会的创建者。尧在位的时候，黄河流域发生了很大的水灾，庄稼被淹了，房子被毁了，老百姓只好往高处搬。尧召开部落联盟会议，商量治水的问题。他征求四方部落首领的意见，派人去治理洪水。首领们都推荐鲧。尧对鲧不信任，但首领们说："现在没有比鲧更强的人才了，你试一下吧！"尧才勉强同意。鲧花了九年时间治水，没有把洪水制服。他就偷了天上的土，那种土叫息壤，能自生自长，天帝知道后大怒，命令火神将鲧处死，

鲧临死前嘱咐儿子"一定要把水治好"。

禹接手后，改变了他父亲的做法，他带领群众凿开了龙门，挖通了九条河，把洪水引到大海中去。他和老百姓一起劳动，戴着箬帽，拿着锹子，带头挖土、挑土，禹的脚常年泡在水里，连脚跟都烂了，只能拄着棍子走。

经过十年的努力，禹终于把洪水引到大海里去，地面上又可以供人种庄稼了。禹新婚仅仅四天，还来不及照顾妻子，便为了治水，到处奔波，三次经过自己的家门，都没有进去。第一次，妻子生了病，没进家去看望；第二次，妻子怀孕了，没进家去看望；第三次，他妻子涂山氏生下了儿子启，婴儿正在哇哇地哭，禹在门外经过，听见哭声，竟也忍着没进去探望。

当时，黄河中游有一座大山，叫龙门山（在今四川）。它堵塞了河水的去路，把河水挤得十分狭窄。奔腾东下的河水受到龙门山的阻挡，常常溢出河道，闹起水灾来。禹到了那里，观察好地形，带领人们开凿龙门，把这座大山凿开了一个大口子。这样，河水就畅通无阻了。

相传大禹治理黄河时有三件宝物，一是河图；二是开山斧；三是定海神针。话说就在大禹治水途经张掖的时候，听闻前面讲到的若水中那为祸一方的神龙，为帮百姓脱离苦海，毅然出手制服了那神龙，并将其镇压在张掖西北的地下，为防妖龙日后为祸人间，大禹想到了在治理黄河时用到的宝贝之一——定海神针，他将不计其数的神针钉入妖龙身上。随着时间的演化，神龙化成了沙丘，而众多的神针也变成了一棵棵梭梭，梭梭下面生出了许许多多的根，不断地吸取着神龙精华，直到偶然的一个机缘，人们无意中发现了这些丛生的根，从起初小心翼翼地品尝几口到把这些根变为了日常佐餐之物，吃的多了，大家觉得精神状态好了不少，干起活来也比以前有劲儿了。随着时间的推移，逐步演化出了"常食此神物，便可长生不老"的传说。说到这里，想必大家也早已猜到了，这神物便是我们所说的肉苁蓉。

四、苏子口吐莲花话苁蓉

除了神奇的药力传说，肉苁蓉还有一些颇具风雅的趣闻轶事。苏子口吐莲花话苁蓉就是其中之一。

相传在北宋时期，著名史学家刘贡父设宴招待苏轼等文人学士喝酒，正酒酣之际，苏轼的弟子有事找他回家，苏便起身，向刘贡父告辞，刘贡父正喝得高兴，哪里肯放，但文人的挽留也是雅意十足，随口一联："幸早里，且从容。"苏轼自然更是不逊风骚，随口答道："奈这事，须当归。"在座的宾客们顷刻之间惊闻神对，忍不住齐声喝彩，为两位的才智折服。原来刘贡父的出句表面意思是时间尚早，慢慢来，不要着急，暗地里这六字中却包含了"杏、枣、李和苁蓉"这几种水果和中药。苏轼的答句表面意思是"怎奈这事，必须我回去处理"，六字中也暗含了三种水果和一味中药——"奈、蔗、柿和当归"。一时之间，传为佳话。

第二节
肉苁蓉名称的由来

肉苁蓉作为一种有着古老历史的生物，早在 2000 年前就被认为是一种具有滋补作用的药食两用的植物，为中医学提供了重要的药材资源。由于肉苁蓉的分布区多数在人迹罕至的沙漠或者荒漠之中，交通受阻，资源较少，加上其特殊的生长习性，很少见到原植物的真实面貌，为肉苁蓉的前世今生增添了一抹神秘的色彩。尤其是直至今日，许多人对肉苁蓉这一名称还存在许多疑问：它的名称从何而来？背后有哪些文化内涵和历史背景？在此，我们尝试从不同的角度来追寻肉苁蓉的名称来源之谜，借此来粗浅地探究一下隐藏在它背后的文化内涵和历史背景，以期更好地理解和传承中华民族丰富多彩的文化历史和医药文化。

一、正名之"肉苁蓉"

最早记载有"肉苁蓉"的古籍是《神农本草经》，此后历代本草都将其作为该药材的正名，沿用至今。书中写道："苁蓉，生于沙中，名曰田菁，其叶如蒺藜，根如枣核……常食之，轻身延年。"李时珍在《本草纲目》中是这样解释肉苁蓉名字由来的，称"此乃平补之剂。温而不热，补而不峻，暖而不燥，滑而不泄，有从容缓和之貌"。倪朱谟曰："肉苁蓉……此乃平补之剂，温而不热，补而不峻，暖而不燥，滑而不泄，故有从容之名。"对其名称进一步进行了解释。加之陶弘景曾曰其"生时似肉"，又是草本植物，名为"肉苁蓉"倒也成为顺理成章的事了。

除上述经典论述以外，我们试图从另一个兼具文化背景的角度继续进行考证。首先将"肉苁蓉"一词拆解为"肉"和"苁蓉"两个词语，分别进行溯源。那么，为什么会把这种植物叫作"苁蓉"呢？说法之一是，在北方草原地区，苁蓉植物是一种非常重要的药用植物，人们用苁蓉来治疗各种疾病。"苁蓉"这个名称最早就是从匈奴语词汇中而来的，那么在匈奴语中，"苁蓉"的原意具体是什么呢？有学者认为，苁蓉这个名称是由胡语中的"你苁布？"（团结起来了吗？）和"若尔蓉沙"（愿你卫国安民）组合而来的，其含义是"国家繁荣和民族团结的许愿之物"。由此可以看出，即使到了明清时期，也有鼓舞人们斗志、激励人民勇于奋斗的意义。在汉语中，"苁"和"蓉"都是比较少用的汉字，这也从一个侧面可以猜测苁蓉这个名称极有可能源自于少数民族语言。由此，苁蓉这个名称背后所蕴含的文化内涵可见一斑。从"团结起来了吗？"到"愿你卫国安民"，无不反映了历史上人们对于国家繁荣和社会稳定的忧虑和期望。说法之二认为，苁蓉这一名称最早可能是来自胡语中的"从肉"（胡语是指氐、羌、匈奴等少数民族所使用的语言），其后，"从肉"逐渐演化为"苍苁",再后来,成为今天的"苁蓉"。说法之三则认为,"苁蓉"一词来源于梵文"chandana"(香气),意为"香气扑鼻、共济效应"。对于这种解释,后人未必全然认可,但不可否认的是,这种说法让人们能够从中看出古代人对于肉苁蓉所产生关于气味的感受及其意义。

"肉苁蓉"一词中的"肉"又是从何而来的呢?第一种说法是,在古代草药学中,"肉"与"血"都被视为生命的来源。肉苁蓉这一植物的茎段呈圆柱形,底部呈锥形,顶部具有较多的节,并满布有细密的根。其茎部肥厚多肉,质地柔韧。因此,肉苁蓉的名称中加入了"肉"字,代表着它的茎部肥厚而结实,可以滋养人类肉体,有补益身体之功效。第二种说法是肉苁蓉的"肉"字,是中医药学中对于人体生命力的一个比喻。在中医理论中,"肉性"代表着身体的实质、形态和力量,能够滋养人体细胞、肌肉和骨骼,因此被认为是养生保健的重要基础。此外,还有学者认为,肉苁蓉的"肉"字还可能与植物中含有的丰富营养素相关。肉苁蓉中含有多种氨基酸、糖类、甾醇、苯丙素和苷类等营养成分,这些成分可以通过增强人体代谢、补充营养,对于增强免疫力、延缓衰老等方面产生积极作用。

二、异名之大云(芸)、寸云(芸)

对于大多数中药材行业的从业人员和肉苁蓉几个主产区的当地群众而言,对于"大芸""寸芸"这两个肉苁蓉的异名的熟悉程度可能远超过其正名。如果向当地人询问，老乡甚至都不清楚我们口中的肉苁蓉所指何物，他们只知道"大芸""寸芸"是什么。"大芸""寸芸"这两个名称，翻遍古代的本草著作中都不曾见有所记载，反倒是在当今的一些中药材专著中作为肉苁蓉的异名有过记载。

　　发表在《中国中药杂志》中的一篇名为《中药肉苁蓉的本草再考证》一文中，该作者就有过这样的描述：关于这2个异名的来历，笔者于 1990 年 10 月在内蒙古阿拉善盟调研肉苁蓉时，据当地医药公司的人介绍，以前山西是全国药材的集散地之一，在内蒙古收购药材的人多数是山西人，山西人的口音叫"苁蓉"为"cunying"。由于过去繁体字"蓯蓉"比较难写，以前从事药材生意的很多人文化程度不高，就在包药材的麻包或草纸包上按山西口音写上与之谐音的简化字"寸云"。但是苁蓉以大为好，有人觉得"寸"字不好，又改称"大寸云"或"大云"。有点文化的人，觉得肉苁蓉是草本中药材，用"云"不合适，应该用"芸"，于是又出现了"大芸"和"寸芸"。说的人多了，这两个错别字的名称就变成了现在的肉苁蓉的异名。实际上，类似情况在全国几大药材市场很普遍，很多包装药材和饮片的麻袋上写的名称是"白字"。以上便是肉苁蓉异名之大云（芸）、寸云（芸）的由来，有据可考，合情合理。

三、历史背景和文化内涵

肉苁蓉名称的种种由来，无一不凝结了中华民族千年文化的智慧和历史背景。肉苁蓉自古以来被广泛应用于中医药学中，《神农本草经》中记载了苁蓉的药用价值；明朝时，李时珍所著《本草纲目》中详细介绍了肉苁蓉的形态、药性、功能及应用；在明代医药学发展的基础上，清代医学家赵学敏编著的《本草纲目拾遗》，对肉苁蓉也有详细记载。这些书籍不仅表现了我国古代医学和药学的科学性和实用性，同时也记录了肉苁蓉在中医药学历史上占据的重要地位。

在中华民族传承下来的文化中，蕴含了博大精深的医学知识。肉苁蓉在中医上被视为滋补强壮的草药之一，具有提高人体免疫力、强筋壮骨、滋阴润燥等功效。这些功效的背后，也反映出了中国古代人们关于人体健康、纵向发展的追求，以及对沙漠生命、自然环境的认识和敬畏。相传，唐代某名士曾在一首诗中把肉苁蓉描述为"犹向草木知来苦。却把苍生问津处，让人肝脑涂地痛"。描述了肉苁蓉的苦痛，也反映了那个时代面临的苦难和困境。这种对肉苁蓉的描述，表达了人们情感上的共鸣和对生命的珍爱之情。

在肉苁蓉的名称中，亦有中国古代文化对于气味、兴旺、生命意义的关注和思考。这种关注、思考，在肉苁蓉的临床应用中得到了体现。

当然，肉苁蓉在历史上并不是仅仅作为一种治疗药物被人们所重视。它也曾经被用作供品，用以祭祀神明。据传唐代著名诗人白居易曾在题诗中称肉苁蓉为"仙丹"。可以看出，肉苁蓉在古代社会中被普遍认为是一种有着神秘能量的草药，代表了中华民族古代文化的一部分。

总体而言，肉苁蓉的名称考证和历史文化背景有着无法割裂的关系。肉苁蓉不仅是一种自然生长、具有一定医学价值的植物，其自身所蕴含着丰富的文化内涵和历史背景也同样值得我们重视。其有关名称的来源体现了我国古代人民在悠悠的历史长河中对于国家繁荣、生命强大的追求，同时对于弘扬我国中医药优秀的文化也具有深远的意义。

第三节
肉苁蓉的价值

  肉苁蓉始载于《神农本草经》，列为上品，并被历代医书、本草、方志所收载，为中国传统名贵中药材。肉苁蓉属多年生寄生植物，是我国干旱地区特有的沙生濒危药材，拥有"超旱生植物之王"的美称。本品性味缓和，补而不峻，与人参补益功效相当，却无人参的"燥性"，故又有"沙漠人参"之美称。因其和缓从容的滋补功效和无毒、无不良反应的特性，肉苁蓉自古便为药用兼食用品种。又因其"沙生""寄生"的生长特性，使其在现代荒漠化治理、精准扶贫等方面具有显著的社会价值。总体来说，肉苁蓉的价值极其广泛，主要涵盖药用价值、食用价值、社会价值、文化价值等多个方面。

一、肉苁蓉药用价值

  《神农本草经》记载肉苁蓉："味甘，微温，无毒。主五劳七伤，补中，除茎中寒热痛，养五脏，强阴，益精气，多子，妇人癥瘕。久服轻身。"《名医别录》补充其可"除膀胱邪气，腰痛，止痢"。《日华子诸家本草》云："治男绝阳不兴，女绝阴不产，润五脏，长肌肉，暖腰膝，男子泄精，尿血，遗沥，带下，阴痛。"首次提出肉苁蓉可以治疗小便遗沥，并进一步明确肉苁蓉既治男子阳痿不举，又治女子绝阴不产。此后历代医家在肉苁蓉的临床应用中又各有发展，归纳起来主要是用于治疗肾阳不足、精血亏虚、阳痿不孕、腰膝酸软、筋骨无力和肠燥便秘。

明代李中立的《本草原始》与清代刘汉基的《药性通考》中都将肉苁蓉描述为"补而不峻，故有从容之号"。医家张景岳主张温补，他的著作《景岳全书》中收载含有肉苁蓉的药方即达44个。由此可见，肉苁蓉补阴助阳的最大特点即"和补"。对肉苁蓉这一特性，清代黄元御在其著作《玉楸药解》中给予高度评价："滋木清风，养血润燥，善滑大肠，而下结粪，其性从容不迫，未至滋湿败脾，非诸润药可比。"

有统计数据显示，肉苁蓉是历代补肾壮阳或增力处方中使用频率最高的药物。时至今日，随着我国经济发展，人民的生活水平提高及健康意识增强，肉苁蓉作为补益类中药，愈加受到人们的青睐。显然，随着中医药文化的发展与科技的进步，人们对肉苁蓉药用价值的认识也会越来越深入，越来越完善。

二、肉苁蓉食用价值

民间食用肉苁蓉已有两千多年的历史。最早关于肉苁蓉食疗的记载见《本草经集注》："生时似肉，以作羊肉羹，补虚乏极佳，亦可生啖。"以老年养生为主题的宋代著作《养老奉亲书》中记载:"食治老人五劳七伤,阳气衰弱、腰脚无力,宜食羊肉苁蓉羹方。"元代《饮膳正要》收载了"白羊肾羹"的制法:"白羊肾二俱,切作片,肉苁蓉一两酒浸,切羊脂四两切作片,胡椒二钱,陈皮一钱去白,荜拨二钱,草果二钱,相和入葱白、盐、酱煮作汤,入面棋子,入常作羹食之。"我国最早的药粥专著——清代《粥谱》云:"苁蓉粥,治劳伤羸黑者,煮烂和羊肉煮粥,空心食。"由此可见,以肉苁蓉为原料的药膳历史悠久,形式多样,且多与温补趋寒的羊肉搭配,起到"药借食味,食助药性"的效果。各地地志中也常见食用肉苁蓉的记载,其中尤以山西、陕西、甘肃和宁夏等地的地方志中出现的频率高。如今在西北地区,苁蓉羊肉羹仍然是一道著名的滋补类药膳,具有很好的增力解乏的作用。

近年来,随着人们对于食补的日渐重视,以肉苁蓉为原料的保健食品层出不穷,各种口服液、滋补液成为目前市场畅销品。肉苁蓉制成的茶、酒,在中国、日本及东南亚等地广受欢迎。

三、肉苁蓉社会价值

肉苁蓉是我国西北干旱地区特有的沙生濒危药材,具有重要的生态价值和经济价值。

肉苁蓉为根寄生植物,其寄主为沙漠先锋植物——梭梭、柽柳属植物等。荒漠肉苁蓉作为2020年版《中华人民共和国药典》(简称《中国药典》)中肉苁蓉的来源之一,其寄主为梭梭。梭梭是一种耐盐碱、耐酷暑、耐严寒的植物,它的根系可深入地下十几米,强有力的根系可以有效抓住土壤,防止水土流失。此外,梭梭树本身是极好的薪材,燃烧时火力旺盛,燃烧完全;梭梭树的树枝营养丰富,水分充足,是牧民放牧的好去处。2020年版《中国药典》一部中肉苁蓉的另一来源——管花肉苁蓉的寄主为柽柳属植物。柽柳习称红柳或西河柳,在我国柽柳属植物约有20种,其中多花柽柳与多枝柽柳是南疆地区肉苁蓉的常见寄主。柽柳属植物对土壤要求不严格,耐寒、耐盐碱、耐干旱、耐贫瘠、抗风沙、抗水湿,在年降水量十几毫米、蒸发量3000mm的荒漠、半荒漠地区仍能正常生长。因此柽柳属植物是一种优良的水土保持树种、防风固沙植物,它的枝叶同样是上好的饲草,枝干也可作为薪材,嫩叶是一味中药材,可以说全身都是宝。研究表明除了具有极强的防风固沙能力以外,柽柳属植物对于降低风速、阻挡空气中的尘埃也有一定作用。此前由于国内外市场需求旺盛,导致野生肉苁蓉被无节制采挖,其寄主也受到严重伤害,大面积死亡,生态环境持续恶化。

为了保护生态环境及肉苁蓉的野生资源,同时还要满足肉苁蓉药用资源的需求,肉苁蓉几大主要产区积极推广肉苁蓉栽培技术,在国家各级政府的支持下,通过免费发放相关技术书籍、免费培训相关技术人员和农牧民、免费发放种子等多种措施,使稳产高产的栽培技术得以大规模推广,肉苁蓉及其寄主的种植面积大幅提高，生态环境得以改善，荒漠化治理也取得一定进展。如内蒙古阿拉善盟和巴彦淖尔市的磴口县、甘肃民勤县种植大量梭梭、柽柳，为肉苁蓉主产区及整个华北地区筑起一道坚实的生态屏障，极大地节约了国家的治沙资金，创造出一种具有中国特色的可持续治理荒漠的新方法。管花肉苁蓉的主产区——新疆和田地区的于田县，位于昆仑山与塔克拉玛干沙漠之间，是古丝绸之路南线重镇。这里大陆荒漠气候特征突出、自然条件恶劣、生态环境脆弱、经济发展滞后。如今，种植经济农作物管花肉苁蓉，成为于田县的特色农业之一，既带动了当地经济发展，也有效改善了沙漠的生态环境。目前，各大产区接种的肉苁蓉产量完全可以满足当前市场的需求，随着栽培技术的不断提高，肉苁蓉的产量仍有很大的提升余地。此外，梭梭和柽柳属植物栽培容易，需水量少，基本不需要施肥，栽培相对粗犷。肉苁蓉接种生长在地下，病害很少，只要寄主能生长它就能生长，所以不需要太多的管理。与其他农作物相比，栽培肉苁蓉的生产成本很低。因此，种植肉苁蓉具有很好的经济效益。同时由于种植、加工、销售肉苁蓉等系列产业，解决了当地人民的就业问题，创造了荒漠地区精准扶贫的新模式。

四、肉苁蓉文化价值

肉苁蓉在蒙古族人民心中具有极强的象征性。传说中肉苁蓉的出现拯救了在极其重要的战役中受伤的成吉思汗，使其反败为胜，并由此开启了其称霸草原的一生。因此在蒙古族人民的心中，肉苁蓉象征着顽强不屈的拼搏精神、胜利的到来以及上天的旨意。因为蒙古族信仰长生天、敬畏自然，所以肉苁蓉自然而然地成为蒙古族人民崇拜的圣物，被称为蒙古大地的精灵。由此可见，肉苁蓉与蒙古族的传统文化有着非常紧密的联系，它既影响蒙古族传统文化的形成与发展，也在一定程度上扮演着蒙古族文化载体的角色，是蒙古族人民的情感寄托。这种独特的文化价值在内蒙古尤其是阿拉善盟这种蒙古人民聚居的地方尤为凸显。

随着肉苁蓉的药用价值、食用价值、社会价值和文化价值历久弥新，其身上所蕴藏的生态价值、经济价值也更为凸显。肉苁蓉产业的发展不仅为人民的健康事业和中医药产业的发展做出巨大贡献，还在荒漠治理、生态保护、脱贫攻坚等方面发挥作用。

第四节
肉苁蓉的产地

肉苁蓉家族包括荒漠肉苁蓉、管花肉苁蓉、盐生肉苁蓉、沙生肉苁蓉等不同种类。1963年版《中国药典》即收载了肉苁蓉药材，其品种为盐生肉苁蓉，从1977年版到2000年版，荒漠肉苁蓉一直是《中国药典》肉苁蓉药材的唯一正品来源，从2005年版起到现行2020年版《中国药典》，肉苁蓉项下正品来源除荒漠肉苁蓉外，增加了管花肉苁蓉。

据考证，历代本草中所记载的肉苁蓉原植物是荒漠肉苁蓉和盐生肉苁蓉，且认为前者质量较佳，现代研究也证实，在肉苁蓉属4种植物中，这两种肉苁蓉在外观性状、显微鉴别和化学成分上差异度最小。而沙苁蓉由于资源稀少，植株纤细，成分含量也与其他3种肉苁蓉有较大差异，仅在部分区域有流通。

历代本草所记载之肉苁蓉，其最初的产地主要集中在山西、陕西、内蒙古西部、宁夏、甘肃及青海东北部，产量大、质量最佳的产区集中在内蒙古西部、甘肃西部一带，即现今荒漠肉苁蓉的道地产区阿拉善及其周边地区。随着气候条件的变化以及诸多因素的影响，如今，山西、陕西基本上已不产荒漠肉苁蓉，道地产区内蒙古西部阿拉善及周边地区成为了荒漠肉苁蓉的主要产区。而管花肉苁蓉仅自然分布在新疆南疆塔克拉玛干沙漠周围各县，在相关新疆地方志中并未发现有管花肉苁蓉记载。事实上，管花肉苁蓉在历代本草中也均未作"肉苁蓉"入药。

一、肉苁蓉历史产地

肉苁蓉从有记载开始，历史产地主要集中在山西、陕西、内蒙古西部、宁夏、甘肃及青海东北部。本属植物分布于北半球干燥地区，生长在荒漠、沙漠地带。我国为主要分布区之一。由于肉苁蓉生于荒漠、沙漠之中，历代本草著者多难以亲眼见到其野外生长情况，故而对其描述也常有出入，感叹之余，更为肉苁蓉这一沙漠奇珍蒙上了一层神秘的色彩。

早在《神农本草经》中即有肉苁蓉"生山谷"的记载。汉末《名医别录》记载："肉苁蓉生河西山谷及代郡雁门，五月五日采，阴干。""河西"春秋战国时指今山西、陕西两省间黄河南段以西地区，汉时多指甘肃、青海两省黄河以西的地区。简而概括，河西泛指如今的甘肃、陕西及内蒙古西部，代郡、雁门为现如今的山西省境内。

魏晋时期吴普所著《吴普本草》，曰："肉苁蓉，一名肉松蓉……生河西山阴地（甘肃、陕西及内蒙古西部）。长三四寸，丛生，二月至八月采。或代郡、雁门。"

南北朝时期陶弘景所著《本草经集注》首次记载了肉苁蓉的道地产区，曰："代郡、雁门属并州（山西、内蒙古、河北部分地区及陕西北部），多马处便有之，言是野马精落地所生，生时似肉，芮芮河南间（甘肃西南部、黄河以南地区）至多。今第一出陇西（内蒙古西部、甘肃西部一带），形扁广，柔润多花而味甘。次出北地（山西北部、内蒙古东南部及河北等北方省区）者，形短而少花。巴东建平（四川东北部）间亦有，而不嘉也。"可知本草记载南北朝时期肉苁蓉在多个地区出现，但其质量最佳产区在内蒙古西部、甘肃西部一带，也即现今肉苁蓉的道地产区阿拉善及其周边地区。此外，该文中所描述的巴东、建平具体指今鄂西、川东的三峡附近各县，结合诸多本草记录可知，肉苁蓉原植物均生长于环境极其恶劣的半荒漠和荒漠地区，根据其产地特点可推知其并非肉苁蓉属植物。唐代《新修本草》载："此注论草苁蓉，陶未见肉者。今人所用亦草苁蓉去花，用代肉尔。"故而认为其中巴东、建平所产是当时的草苁蓉，并非当下所说的肉苁蓉。

自唐代以来，肉苁蓉产地不断扩大，《千金翼方》载，原州（甘肃镇原）、灵州（宁夏中卫、中宁）产苁蓉；兰州（甘肃皋兰）、肃州（甘肃酒泉）产肉苁蓉。

五代《蜀本草》保升曰："出肃州（甘肃疏勒河以东、高台以西酒泉地区）禄福县沙中，三月四月掘根，切取中央好者三四寸，绳穿阴干，八月始好，皮如松子鳞甲。"

宋代《本草图经》中苏颂曰："今陕西州郡多有之，然不及西羌界（内蒙古西部、陕西、甘肃一带）中来者，肉厚而力紧。"《太平寰宇记》又载，肉苁蓉朔州（山西朔县附近），云州（山西外长城以南，桑干河以北）土产。

元代《一统志》谓肉苁蓉"昆仑崆峒（甘肃平凉）之间所出。巩昌府，会州（甘肃会宁县一带）"。

《中药材商品规格质量鉴别》（1995 年）记载"内蒙古肉苁蓉主产巴彦淖尔盟、阿拉善盟。尤以乌拉特前旗、乌拉特后旗、乌海市、甘肃的张掖和武威产量多和质量好，此外是内蒙古的伊克昭盟"。

《新编中药志》（2002 年）记载肉苁蓉"分布于内蒙古、陕西、甘肃、宁夏、青海、新疆等省（自治区）"。

纵观历代本草实录，肉苁蓉产地地名虽然随朝代更替有所变化，但对肉苁蓉产地描述基本一致，始终在山西、陕西、宁夏、内蒙古、甘肃、青海等地范围内，其间以山西、陕西为多，多部本草提及甘肃为肉苁蓉的优质产区。

二、肉苁蓉产地当代变迁

说到药材的产地，大家都会提及诸如道地产区、道地药材这一类的字眼。道地药材向来是优质中药材的代名词，体现了药材品质优良效力突出的特点，数千年来被无数的中医临床实践所证实，是源于古时的一项独具特色的综合判别标准，特指在特定自然条件和生态环境的区域内所产的药材，并且生产较为集中，具有一定的栽培技术和采收加工方法，质优效佳，为中医临床所公认。正如陶弘景谓"诸药所生，皆地有境界"，寇宗奭谓"凡用药必须择土地所宜者，则药力具，用之有据"。在大多数人的观念中，采购中药饮片一定要选择传统道地产区的中药。但是事实上，经过历年的更迭，随着中药饮片产区的变化，传统的中药道地药材产区也发生了或多或少的变化，其主要原因无外乎有以下三点。①大量的人工栽培。由于中药野生资源的匮乏及急剧减少，中药人工栽培量越来越大，且中药的栽培已经突破传统道地产区，使得原有道地产区的产量发生明显的变化，进而使道地药材的产区发生了变化。②新栽培技术应用。新栽培技术的产生，改变了道地药材各产区的产量。③地理环境及气候条件。地理环境及气候条件的优势，改变了道地药材各产区的产量。

在众多记载肉苁蓉的本草典籍当中，仅有《本草经集注》明确指出肉苁蓉在内蒙古地区产量大，而在历代的内蒙古地方志中，仅有民国时期《集宁县志》第二卷中有提及肉苁蓉，显然，这与现如今肉苁蓉主产区为内蒙古地区有出入。探究其原因，其实并不难理解，古代的内蒙古地区由于环境、交通等因素的影响，人迹罕至，相关地方志也比较少，因而所产肉苁蓉并未被大量采挖。而山西、陕西等区域地处华夏中原，人类活动向来活跃，贸易交流相对频繁，自然不乏对野生肉苁蓉进行大量采挖的行为，由于长期的过度采挖和一些环境的改变，如今的山西和陕西地区都基本不产肉苁蓉，甘肃的肉苁蓉产量也出现了大幅降低的趋势。这种产地变迁在清光绪年间李培祜《保定府志》第二十七卷中有过形象地描述，云："按郡属，汉时有铁官，宋时出绢出绝，元时出蟾蜍，明时出苁蓉，今唯黄芽菜春不老二种最盛，此外别无特产，故弗备录。"此外，由于肉苁蓉药源短缺，草苁蓉、锁阳等代替肉苁蓉入药的情况在历代本草中屡见不鲜，如《本草纲目》中转引朱震亨云："盖苁蓉罕得，人多以金莲根用盐盆制而为之，又以草苁蓉充之，用者宜审。"

肉苁蓉名噪天下的同时，却也因此招来后患。作为在我国西北干旱地区特有的沙生濒危药材，肉苁蓉作为一种较为特殊的寄生植物，和其寄主梭梭、柽柳生长环境相同，均分布在海拔 1000~1500m 的半荒漠和荒漠地区，生存环境极其恶劣，诸如现在的内蒙古阿拉善地区巴丹吉林沙漠、腾格里沙漠和乌兰布和沙漠。

肉苁蓉在西北地区具有重要的经济价值和生态价值。在肉苁蓉经济价值的驱动下，自 20 世纪 60 年代开始，野生肉苁蓉资源遭受到了掠夺式的开发。野生肉苁蓉被大量地采挖，加之人们对寄主梭梭和柽柳被过度地利用，导致野生肉苁蓉资源濒临枯竭，2001 年，野生荒漠肉苁蓉被列入《濒危野生动植物种国际贸易公约》附录 II，禁止采挖、销售和国际贸易。20 世纪 90 年代后，受国家西部大开发战略影响，内蒙古自治区各级政府以及林业等相关部门开始采取措施对野生荒漠肉苁蓉及其寄主梭梭进行封育性保护。另一方面，人工接种及荒漠肉苁蓉栽培基地的建立也在阿拉善地区逐渐兴起。

野生状态下，寄生植物的自然繁殖能力很弱，一颗肉苁蓉种子遇到适合寄生的梭梭或是柽柳，能够顺利生长的概率只有万分之几，人工种植就是人为地将肉苁蓉种子与梭梭和柽柳结合在一起，寄生率可以得到大幅提高。然而肉苁蓉有着非常独特的生物个性，它喜热、喜干、不耐肥料，施化肥就会腐烂，过于肥沃的土地不适合它的生长，而且它极易氧化，沾铁就迅速变黑、变质，这也就导致了肉苁蓉至今无法机械化种植，这些硬指标决定了肉苁蓉只能生活在大漠里。

为了解决肉苁蓉药材资源问题，保护野生资源，屠鹏飞课题组从 1990 年就开始进行肉苁蓉研究和产业开发，1992年，首次提出中药肉苁蓉资源保护与可持续利用的四条措施，即：①加强管理，分带采挖，留种与采挖相结合。②对牲畜加强管理，限制在留种区放牧。③采用正确的采挖方法。④引种栽培，解决药源短缺问题与治理沙漠相结合。并在肉苁蓉的主产区积极推广这四条措施，对肉苁蓉野生资源的保护发挥了重要作用。肉苁蓉的寄主植物包括梭梭和柽柳属植物等都是防沙固沙的优良树种，在保持生态平衡方面有着积极作用，发展肉苁蓉种植，必须先发展梭梭、柽柳属植物的种植，因此，发展肉苁蓉人工种植，不仅可以提高肉苁蓉的主产区产量，同时也是一个可以实现可持续治理沙漠的最佳项目。

此后 20 多年来，课题组经过不懈的努力，对荒漠肉苁蓉和管花肉苁蓉的人工种植技术进行了系统研究，解决了寄生植物人工种植的多项关键技术，建立了高产、稳产的规范化种植技术；利用肉苁蓉属植物的寄生特性，结合沙漠治理，在内蒙古阿拉善盟、磴口县推广种植梭梭 $100000hm^2$，接种荒漠肉苁蓉 $20000hm^2$；在新疆和田地区推广种植多枝柽柳和多花柽柳 $26667hm^2$，接种管花肉苁蓉 $20000hm^2$。

截至 2014 年人工种植肉苁蓉药材产量已经占据肉苁蓉总产量的 80% 以上，不仅基本满足了肉苁蓉紧俏的市场需求，形成了肉苁蓉的特色产业，而且治理了大片沙漠，创造了中国特色可持续治理沙漠新模式，有效地促进了西部地区经济发展、农牧民致富和生态文明，取得了巨大的生态效益、经济效益和社会效益。

肉苁蓉的人工种植历史仅有短短的二十余年，在不断的探索和攻关过程中，虽历经诸多波折，但在坚持不懈的努力下，我国适宜种植肉苁蓉的西北干旱地区已陆续建成了以内蒙古、新疆为主，宁夏、甘肃和青海共同发展的多个肉苁蓉种植基地。其中内蒙古西部地区已经成为发展荒漠肉苁蓉的重点产区，而新疆和田地区也已成为管花肉苁蓉的主要生产基地。

第五节
肉苁蓉的产业

一、肉苁蓉产业情况

肉苁蓉为著名的补益类中药，唐代开元年间的《道藏》将其列入"中华九大仙草"之一。肉苁蓉具有滋肾阴、补肾阳、益精血、润肠通便的功效，主要用于治疗肾阳不足、精血亏虚、阳痿不孕、腰膝酸软、筋骨无力、肠燥便秘等症。研究发现肉苁蓉属植物主要含有苯乙醇苷类、环烯醚萜及其苷类、木脂素及其苷类、寡糖和寡糖酯类、多糖类、甘露醇和甜菜碱等成分。其中主要药效物质为寡糖类、甘露醇、甜菜碱以及苯乙醇苷类。现代研究表明肉苁蓉具有提高性功能、抗衰老、提高学习记忆能力、抗老年痴呆症及帕金森、调节免疫能力、抗疲劳、通便、保肝等药理功能。目前以肉苁蓉为原料已经开发出大量的产品，包括肉苁蓉口服液、肉苁蓉胶囊、肉苁蓉切片、肉苁蓉袋泡茶、肉苁蓉汤炖料、肉苁蓉泡酒料、肉苁蓉无糖饮料、肉苁蓉礼盒等。

荒漠肉苁蓉的产区主要集中在内蒙古的阿拉善盟、巴彦淖尔市，甘肃省民勤、酒泉、张掖等地以及新疆天山以北地区。内蒙古为荒漠肉苁蓉的道地产区，资料显示截至2021

年，阿拉善盟天然梭梭林达 1433 万亩，人工造林面积达 652 万亩。接种肉苁蓉面积达到 150 万亩，肉苁蓉干品年产量约 2000 吨，年产值能达到 3 亿元以上。截至 2022 年，新疆肉苁蓉人工接种面积约 60.2 万亩，其中管花肉苁蓉接种面积 25.9 万亩，主要集中在和田地区；荒漠肉苁蓉接种面积 34.3 万亩，南北疆广泛种植，规模较大的有和田地区、吐鲁番市、巴音郭楞州、喀什地区、昌吉州、阿克苏地区。肉苁蓉干品年产量约 7000~8000 吨，占全国的 85%~90%，年产值能达到 10 亿元以上。总体来说，随着肉苁蓉及其寄主植物栽培技术的推广，肉苁蓉各个产区累计种植梭梭和柽柳达 600 多万亩，接种肉苁蓉 200 多万亩，年产药材 10000 余吨，彻底解决了肉苁蓉资源短缺问题，保障了临床用药和 200 多个中成药和保健产品的原料供给，相关产业的年产值也从 20 世纪 90 年代的不到 10 亿元发展到今天的 200 多亿元。近年来，根据其品质的不同，肉苁蓉的市场价格以内蒙古荒漠肉苁蓉价格最高，选货约 150 元 /kg，新疆荒漠肉苁蓉次之，约 100 元 /kg，管花肉苁蓉价格较低，约 30 元 /kg。

二、肉苁蓉产业发展沿革

虽然目前的肉苁蓉产业已具规模，并且发展潜力巨大，但肉苁蓉产业的发展并非一帆风顺，先后经历了野生肉苁蓉资源乱采挖期、人工种植发展期、产业化时期。

随着改革开放，中医药产业焕发新生，人民的健康事业开始快速发展。作为传统补益药材的肉苁蓉，市场需求量增长迅速，价格也不断攀升，1990年肉苁蓉的市场价即达150~200元/kg。在利益的驱动下，大批的农牧民以及外地的采挖人涌入内蒙古西部、新疆、甘肃的沙漠地区，开始大规模的采挖野生肉苁蓉。但是这些采挖人为了提高效率、节约成本，多采用灭绝性的采挖方法，只要肉苁蓉一露头，有的甚至还没露头只是将沙土顶出裂隙就被连寄主的根一起挖掉。因为是成片地采挖，且多不回填采挖坑，使得地面到处都是采挖后遗留的大坑，风吹过时沙土飞扬，沙漠的环境持续恶化，生态遭到严重的破坏。此外，由于连续的采挖使得肉苁蓉根本没有开花结果的机会，即使开花，也会被喜食花序的牲畜破坏。如此数年，肉苁蓉的野生资源濒临灭绝。例如管花肉苁蓉自1959年医药公司开始收购，收购量逐年增多，20世纪70年代新疆于田县野生管花肉苁蓉的收购量能达到350吨，到20世纪90年代已不足200吨，21世纪初更是不足100吨。因此，野生肉苁蓉目前已被列入《濒危野生动植物种国际贸易公约》附录Ⅱ，禁止出售、收购。资源严重匮乏不仅导致医院、药房无肉苁蓉饮片可卖，更严重的是肉苁蓉的产品开发和产业化进程始终停滞不前。

为了保护肉苁蓉野生资源，同时满足市场对肉苁蓉的需求，学者、技术人员开始研究肉苁蓉的人工栽培技术。早在1985年，戈建新同志开启了肉苁蓉的人工接种时代。他将荒漠肉苁蓉接种在梭梭的根部，但他采用的是将肉苁蓉的种子撒在寄主的根上或扒开寄主的根皮将肉苁蓉种子撒在上面的方法，不仅接种效率低，接种率也很低，该方法最终没有进行大面积的推广。1990年，屠鹏飞课题组开始了对肉苁蓉的系统研究。屠鹏飞发现，肉苁蓉种子可以诱导寄主根向其方向生长，而寄主根释放的信号物质又可以诱导肉苁蓉种子萌发。依据该理论，建立了肉苁蓉撒播模式。此后，为了建立肉苁蓉及其寄主植物的高产稳定栽培技术，屠鹏飞联合高校、研究所、公司等团队，建立了产学研联合项目组，对荒漠肉苁蓉、管花肉苁蓉及其寄主梭梭、柽柳属植物的栽培、采收等方面进行深入研究。经过大量的研究及实践，项目组首次建立了种子在离开寄主根的条件下进行萌发的方法，从而建立了种子萌发率测定和质量分级标准；此后，该项目组相继建立了肉苁蓉优质种子生产技术规范，被校种子、苗木和柳菌木分级标准，从源头上保障接种率；研制了丸粒化种子，解决了定量和机械化接种难题；发明了可视化接种技术，为根寄生植物接种技术研究提供简便有效的方法；发明了"肉苁蓉寄主"一体苗，实现寄生植物精准生产；建立了完善的田间管理方案和测土配方精准施肥技术，有效提升产量和质量；建立了管花肉苁蓉"当年秋种，次年秋收"生产模式，既防止冻害，又提升生产效率；发明了鲜切片干燥、高温杀酶后干燥冷冻干燥等加工技术，使有效成分含量提高3~10倍；制定了两种肉苁蓉规范化栽培技术体系，其中管花肉苁蓉示范基地通过原国家食药总局的GAP认证；阐明了两种肉苁蓉的适宜种植区、生长年限和最佳采收期；分别建立了高产稳产型和沙漠治理型肉苁蓉及其寄主人工种植技术，使肉苁蓉栽培从仿野生发展成为"种子处理接种寄生期—肉质茎生长期现蕾开花期—裂果成熟期"全程管理的大田栽培技术，集成建立了分别适用于内蒙古的荒漠肉苁蓉、新疆产区的管花肉苁蓉优质高产栽培技术体系。一系列关键技术的突破，使肉苁蓉的田间接种率从不到 20% 提升到 95% 以上，亩产从不到 18kg 提升到 300kg 以上，实现了肉苁蓉人工种植高产稳产的目标。

与荒漠肉苁蓉人工种植相比，管花肉苁蓉人工种植起步稍晚。20 世纪 90 年代初，新疆和田地区策勒治沙站首次成功接种管花肉苁蓉。此后中科院生土所刘铭庭继续带领课题组在和田地区开展管花肉苁蓉的接种与推广工作。人工种植管花肉苁蓉的面积不断扩大，产生了极为可观的经济效益和生态效益。当地政府大力支持管花肉苁蓉的种植，将其作为一项新兴产业列入了"十五"计划和远景计划目标。

肉苁蓉的栽培技术逐渐成熟，但其推广过程并非一蹴而就。肉苁蓉栽培历史短，再加上其寄生的特性，使得人工种植肉苁蓉很难被农牧民们接受。为了提高地方政府和农牧民对种植肉苁蓉的认识，项目组在肉苁蓉的主产地——阿拉善盟、磴口、和田等地召开学术研讨会，每两年一届。研讨会邀请研究肉苁蓉的专家、学者、地方政府和相关单位的领导、负责人以及种植肉苁蓉的企业或个人、当地农牧民等参加会议，普及肉苁蓉的药用价值、食用价值、文化价值、生态价值、经济价值，讨论肉苁蓉产业的发展现状，预计肉苁蓉产业的发展前景及未来发展计划。该研讨会大大提高了肉苁蓉产区当地政府和人民对肉苁蓉价值的认识，为肉苁蓉种植奠定了坚实的基础。

除了学术探讨，国家也推出各种惠民计划，如支持肉苁蓉项目组编写栽培技术相关书籍免费发放给产区技术人员和农牧民，免费举办技术讲座以提高种植人员的技术水平；或是支持高校与研究所联合申请的课题用以加快科学技术成果的转化等等。地方政府也不遗余力地推出各种鼓励措施如免费发放肉苁蓉种子、梭梭木苗、围栏、接种纸等提高农牧民的积极性，建立种植示范基地以推广肉苁蓉人工种植。

在各级政府大力支持下，在肉苁蓉业界全体同仁的长期努力下，各产区梭梭和柽柳属植物的种植面积、肉苁蓉的接种面积大幅攀升，肉苁蓉的年产量也能满足市场的需求，不仅保障了含有肉苁蓉的中成药和保健产品的原料供给，而且还为肉苁蓉产业的发展和品种研发奠定了原料基础。

三、肉苁蓉产业发展前景

肉苁蓉人工种植技术日趋成熟，解决资源问题后，肉苁蓉产品开发与产业化成为肉苁蓉产业发展的重中之重。各产区政府、企业十分重视肉苁蓉产业的可持续发展。近年来随着国家和地方对生态建设的重视与多项优惠政策的出台，发展以肉苁蓉栽培为主的生态农业、以肉苁蓉及其相关产品生产为主的绿色工业成为主要趋势。自 2012 年"阿拉善苁蓉"被国家工商总局批准注册为地理标志证明商标后，阿拉善盟委、行署把发展梭梭苁蓉产业作为生态环境建设、调整农牧业产业结构、促进农牧民增收的重要抓手，出台了《阿拉善左旗百万亩梭梭肉苁蓉基地建设方案》等政策，调动社会各界和广大农牧民参与种植梭梭和接种肉苁蓉。农牧民自发成立的林业专业合作社，与当地相关企业结成合作关系，负责肉苁蓉的统购、统销，企业提供资金、技术，形成了种植、加工、销售的一条龙产业链条。2013 年，由某生物工程有限公司投资约 4 亿元的 10 万亩肉苁蓉种植及深加工项目落户阿拉善左旗，项目计划筹建包括肉苁蓉种植、中间体提取产品、药品和保健品终端产品的生产、营销、研发等一条龙的肉苁蓉产业集群，充分利用国家"863"计划项目和科研平台，以广泛的市场资源优势，将科研成果转化为现实生产力，推动肉苁蓉产业的高速发展。肉苁蓉另一大产区乌拉特后旗的几家肉苁蓉企业发展规模亦逐年壮大。各企业通过构建资源整合一体化平台，以及通过与国内知名院校、科研院所密切合作，发展产、学、研优势互补的合作模式。相信上述新型的、绿色的、可持续的产业发展模式将会为肉苁蓉产业的发展注入强劲的动力。

2009 年，新疆于田县对喀孜纳克基地通过了相关的认证检查，成为了目前国内唯一拥有管花肉苁蓉 GAP 及有机认证的双认证种植基地。此后，多家保健品企业开始收购当地管花肉苁蓉，开发的肉苁蓉系列产品在国际多个市场销售并受到消费者好评；同时合作企业积极推广管花肉苁蓉的有机种植技术，拓展肉苁蓉配套产业，为和田脱贫攻坚助力。但是由于于田县地处新疆南部沙漠腹地，其交通不便、通信设施落后、人才流失严重，使得市场发育不健全，缺乏有实力的龙头企业、产业链短、附加值低等成为南疆管花肉苁蓉产业发展道路上亟待解决的问题。

除了产业模式的革新，新产品的开发也将成为肉苁蓉产业发展的重要项目。近年来，以荒漠肉苁蓉为原料的产品如"苁蓉总苷胶囊""松果菊苷片""肉苁蓉总糖醇"层出不穷；以管花肉苁蓉为原料的新药也陆续上市，例如屠鹏飞团队与医药公司合作研制出用于治疗血管性痴呆的二类新药，就是以管花肉苁蓉为原料提取出的苯乙醇总苷，此外还有很多新上市保健品的配料表中皆可以看到管花肉苁蓉的身影。在产品深度开发上，企业一方面通过与高校合作开展科技合作，建立技术中心、研发中心、中试基地等，另一方面通过与肉苁蓉生产基地、林研所、基层林工站、基层农站联合，推动科研成果转换。

四、肉苁蓉产业化存在的问题

如今肉苁蓉资源问题已得到解决，企业培育及产品的开发也初见成效，肉苁蓉的人工种植及产业化发展逐渐趋于成熟。但在肉苁蓉产业化的进程中仍然存在一些制约发展的问题不容忽视，亟待解决。

①肉苁蓉各大产区地理位置偏远。例如阿拉善盟地处中国西北部，通往外省的交通不甚便利；而和田产区更是深居内陆，距药材市场、主要消费区域远，运输和加工的成本高，在招商引资和吸引人才方面也有一定的困难。②肉苁蓉产品成本高。一方面肉苁蓉药材的收获需要经过种植寄主及接种两步，间隔时间较长，且肉苁蓉含糖量高，易虫蛀霉变，其存储和维护的费用较高。另一方面由于缺乏管理人才和科技人才，使得改进工艺流程、减少设备的损耗以及能源消耗等问题未能得到及时解决，同样会增加产品成本。③科技人才的缺失导致科技成果的开发、应用滞后，产业链短，产品附加值低。现今的肉苁蓉种植已不再是传统的简单种植，在药材种源、种植技术、药材品质、成本消耗等方面均需要进行科学的管理。目前既有药材专业知识又懂种植加工技术的科技人员大量缺乏，势必会影响肉苁蓉产业化发展。而科研人员的研究、创新能力更是与企业的生产水平、产业创新、独立研究开发息息相关。目前，多数企业的产品技术含量较低，没有更高的科技附加值。

除了企业内部的问题，外部大环境同样制约着肉苁蓉产业的快速发展。①政策因素。梭梭肉苁蓉产业目前属国家林下经济扶持范围，涉及项目政策比较单一，缺少草原、水利等项目支持，在基地建设、技术研发及深加工、收购贷款、税收等方面扶持政策有限。②资金投入少，产业发展后劲不足。发展肉苁蓉产业前期投入高、建设周期长、管理成本高，需要大量的资金投入。而目前企业的资金来源主要是银行贷款和企业、农户自筹。由于政府专项资金少、银行贷款有限、企业和农户自筹能力有限，肉苁蓉产业发展动力不足。③宣传力度不够、公众认知度不足同样放慢着肉苁蓉产业的发展。目前，肉苁蓉在南方部分注重养生的地区深受欢迎，但在全国范围内，宣传力度还是相对不足。

发展肉苁蓉产业与推进生态文明建设、全面建成小康社会和"健康中国2030"规划纲要的实施息息相关。肉苁蓉产业相关从业人员应充分认识到该产业所蕴藏的巨大产能效益和拥有的产业发展前景，将肉苁蓉产业作为重点产业来培育。如何加强肉苁蓉生态效益、经济效益的宣传，深入挖掘肉苁蓉药用价值和食用价值；如何突破目前产业发展遇到的诸多限制；如何实现产品的全产业链构建；如何实施标准化、国际化战略都将成为肉苁蓉产业发展亟需研究的课题。

第二章

肉苁蓉之品

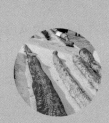

第一节
肉苁蓉的种植

中国的野生肉苁蓉资源蕴藏量原本非常丰富，但随着国内外市场对肉苁蓉需求量的逐年攀升，野生肉苁蓉遭到无节制的采挖，同时由于其特殊的生存特性以及环境改变、自然灾害等多种原因，肉苁蓉的野生资源日益匮乏，其产量已无法满足市场需求，为有效保护和合理利用肉苁蓉资源，开始大力发展规范化的人工种植。

荒漠肉苁蓉和管花肉苁蓉的人工种植始于20世纪80年代和90年代。目前市场上的肉苁蓉多以人工种植品为主，其中管花肉苁蓉占绝大部分。肉苁蓉寄主梭梭及柽柳属植物栽培相对容易且粗犷，肉苁蓉接种生长在地下，病虫害很少，也不需要太多管理，因此相比种植其他药材，种植肉苁蓉生产成本较低。其中，优良种子的生产是得到高产、稳产和高品质肉苁蓉的关键。随着肉苁蓉种植面积的迅速扩大，生产效率低、产量和质量不稳定，成为肉苁蓉生产的主要问题。

一、道地产区，品质之源

（一）肉苁蓉种植生态基础

因荒漠肉苁蓉及管花肉苁蓉专性寄生于梭梭及柽柳属植

物的根部，其所需的营养物质和水分完全来源于寄主，因此梭梭及柽柳的生长情况直接关系荒漠肉苁蓉及管花肉苁蓉的生长状况，决定其产量的高低和质量的优劣。

1. 气候特点

肉苁蓉适宜生长在干旱少雨、风大沙多、蒸发量大、日照时数长且昼夜温差大的地区。荒漠肉苁蓉对气温的适应能力极强（−30~50℃），但其生长对温度要求较严格，过高和过低都将抑制其生长。生长温度范围为 5~30℃，生长发育的最适宜温度为 10~25℃。与荒漠肉苁蓉相比，管花肉苁蓉对气候条件要求较严格，冬季气温太低（−20℃以下）会引起大面积冻害，生长发育的最适宜温度为 15~25℃。

2. 土壤条件

荒漠肉苁蓉和管花肉苁蓉及其寄主梭梭和柽柳生长均耐瘠薄，耐盐碱，土壤含盐量为 0.2%~0.3% 时生长良好。两者均适宜生长在通气性、渗水性良好的沙土或沙壤土中，对土壤有机质含量要求不高。荒漠肉苁蓉和管花肉苁蓉适宜生长的土壤 pH 值分别为 7.5~9.0 和 8.0~9.5。其生长喜旱、怕涝，如土壤含水量太高或水淹较长时间，其肉质茎易发生茎腐病，甚至腐烂。

3. 光照

肉苁蓉营养生长在地下，不需要光照，但其生殖生长和寄主的整个生育期都需要充足的阳光。因此，生育期光照对其影响较大。

（二）肉苁蓉道地产区

肉苁蓉主要分布于北纬36°~37°，其适宜种植地区可根据其自然分布区域确定。荒漠肉苁蓉主要分布于海拔225~1250m，1月平均气温 –12~–32℃，全年气温差较大，绝对最高、最低温度差常达50~70℃，年均降水量50~200mm，年均日照时数在3000~3300h等气候条件的区域内。管花肉苁蓉主要分布于海拔800~1400m，1月平均气温 –10.0~–4.8℃，7月平均气温约22.7~27.3℃，年均降水量49~97mm，年均日照时数在2357~2805h等气候条件的区域内。

荒漠肉苁蓉的人工接种于1985年在内蒙古阿拉善盟获得成功，为最先实现人工接种的肉苁蓉属植物。目前，荒漠肉苁蓉的主要产区为内蒙古阿拉善盟、巴彦淖尔市磴口县、宁夏永宁县及新疆塔中。根据地理信息系统分析和管花肉苁蓉的有效成分分析，新疆南疆的塔克拉玛干沙漠及其周围地区均适合种植管花肉苁蓉，其中和田地区和巴州的且末县为最适宜种植区。管花肉苁蓉的人工栽培起始于20世纪90年代初，相比荒漠肉苁蓉，因其更易于接种且生长快，所以产量也高，目前已在新疆南疆的和田、阿克苏等地区大规模栽培。

视频 2-1

人工栽培基地

二、规范种植，品质之根

肉苁蓉的生产模式可以分为规范化栽培、仿野生栽培和野生抚育三种模式。规范化栽培模式是主要以生产肉苁蓉药材为目标的栽培模式，同时也能治理沙漠和改善生态，需先人工种植梭梭和柽柳，然后再进行肉苁蓉的接种，是目前水源较充足的荒漠地区的主要栽培模式。仿野生栽培技术是将种植梭梭和柽柳的防沙固沙、沙漠治理工程与接种肉苁蓉相结合，是当前实现可持续治理沙漠的最有效的工程。此种种植方式比较粗放，能有限地接种少量的肉苁蓉，产生一定的经济效益，以维持可持续发展。野生抚育是指对天然梭梭林或天然柽柳林进行补种和围栏禁牧，然后适量接种肉苁蓉，对野生资源进行科学管理、适量采挖。通过野生抚育可适量生产肉苁蓉药材，不仅不会破坏天然梭梭林和柽柳林，反而通过修复和管理，可以更好地维持天然林地的生长和可持续发展，同时也能有效地保护肉苁蓉的野生种植资源。但天然梭梭林和柽柳林排布混乱，不易进行田间管理且接种率较低。以下主要系统介绍肉苁蓉的规范化栽培模式。

（一）选地整地

通常选择地势比较平坦，地下水位较低、有灌溉条件、排水良好的沙土或沙质壤土地作为肉苁蓉规范化栽培基地。地势不平的地块采用大型机械推平，清除杂草和灌木。灌溉条件良好的基地不建议施肥。

（二）造林

1.梭梭造林

荒漠肉苁蓉寄主为防沙、固沙优良树种梭梭，栽培荒漠肉苁蓉必须先栽培梭梭。

（1）种子的采收与处理：首先选择中龄、树体高大、主干明显、长势旺盛、无病虫害的优良母树，然后采用折枝法（将果枝折断，在采种单上敲打使种子落下，然后将果枝剔除）、地面收集法（将采种单铺在采种树冠下，摇晃或敲打果枝，使种子落在采种单上）或装袋法（将果枝装入袋中敲打，使种子落入袋中）等方法进行采种。梭梭种子具翅，一般在蒴果由绿色变为淡黄色或褐黑色，蒴果未开裂前立即采收，防止其脱落后被风吹走。采回的种子必须摊开晾晒，再经过揉搓、碾压、风选、筛簸，除去种翅和杂质获得纯种后装袋贮藏。

（2）播种育苗：梭梭对土壤要求不高，育苗地以含盐量不超过1%、地下水位在1~3m的沙土和轻沙壤土最为适宜。选作苗圃的沙土或轻沙壤土在播种前浅翻细耙，除去杂草，灌足底水即可，一般不强调深翻和施底肥，但床面要平坦。

播种在春末土壤完全解冻，地表以下5cm处温度达到20℃左右，气温回升至20~25℃时进行春播（4月下旬至5月上旬）。要适当密播，不宜过稀。开沟条播，条播行距25~30cm、沟深1~1.5cm、覆土1cm，沟播后浅耙地表，轻轻镇压。

灌水播种后苗床要保持湿润，可视土壤的干旱情况酌情灌水。出苗后在整个生长季节一般不需要灌溉，在6~7月温度过高时，根据树苗长势和天气情况，可再浇水1~2次。

松土除草出苗后要及时松土、除草，保持表土疏松、通气良好，同时注意防止病虫害发生。

苗木出圃，冬季出圃苗在11月中旬土壤冻结前起苗。春季出圃苗在3月中下旬土壤解冻时，根据土壤解冻情况出圃假植，越早越好。起苗要求做到少伤侧根、须根，尽量保持根系完整，不折断苗干。

（3）容器育苗：可自制纸质容器或购置专用育苗容器。选用沙壤土与腐熟的农家肥按配比装满容器。在每个容器内营养土上表层2~3cm处，下种3粒，将装土埋种的容器，靠放在平整小畦中，将畦内灌水至容器1/3~1/2处，或喷洒水使营养土湿润，待出苗后，适时补水。这种育苗方法的优点，是在一定范围内苗木培育和使用不受季节限制，节省土地且在搬运过程中苗木不易受到机械损伤，造林成活率高。缺点是人力、物力投入大，长途装运困难。所育苗木可用于春、秋季造林，最适合雨季造林。

（4）梭梭造林：梭梭造林有3种类型。第一种为有灌溉条件，以营建荒漠肉苁蓉生产基地为目的的密植造林；第二种为无灌溉条件，以生态治理为主要目的，附以荒漠肉苁蓉生产的大株行距造林；第三种为以天然林抚育为主，附以人工补植（播）措施的造林，主要用于荒漠肉苁蓉的野生抚育。

3月下旬至4月中旬，气温稳定在5℃以上时为适宜造林时间。常用的造林方法为等距造林。有灌溉条件地区宜采用开沟造林，行距4m、株距0.5~1.5m，定植梭梭约为5000株·hm^{-2}。无灌溉条件地区一般采用挖穴造林模式，行距4m、株距1m，定植梭梭约为600株·hm^{-2}。

2. 柽柳造林

柽柳属植物均能寄生管花肉苁蓉，结合管花肉苁蓉的生长环境和土壤条件以及柽柳的适应性、育苗成活率等因素，多花柽柳和多枝柽柳是新疆南疆地区人工繁育管花肉苁蓉最为适宜的寄主。

（1）种子的采收与处理：从6月下旬开始，当管花肉苁蓉果实变黑、打开果实后种子呈黑褐色，表示种子已成熟，即可采收。将采收后的种子筛除杂质后置晾晒场上晾晒至干即可。

（2）扦插育苗：柽柳育苗有播种育苗和扦插育苗两种方法，由于扦插育苗方法简单、易于操作，是新疆南疆地区主要育苗方法。以下主要介绍扦插育苗方法。

采条　一般于2月采条。选取生长旺盛，无病虫害的柽柳母株，用枝剪剪取直径1~2cm，光滑、分枝少的一年生枝条，去顶和小枝，剪切成插穗，一般随采随剪。

选地　育苗地一般选择交通方便、地形平坦、背风及排灌方便的地段，土质结构为疏松的沙壤土或壤土、含盐量小于0.7%、pH7.5~8.5的土地。也可利用符合条件的果园、林地的空隙地作为柽柳的育苗地。

扦插 春季土壤解冻后就可进行扦插育苗，南疆地区适宜扦插育苗的时间为每年4月上旬至中旬。按行距40~50cm定线、株距4~5cm定点，人工定线开沟或用砍土镘（铁锹）松土、顺沟（或定线），将插条下端轻轻直插入沟或土中，地上部分外露2~3cm，盖湿土，踏实。每亩扦插2.5~3万个插穗。

灌水 扦插作业完毕，立即灌水。浇灌时，掌握育苗前期需水较多、保持床面湿润，后期适当控制水量的原则。

松土除草 每次浇水后需松土除草，尤其是在幼苗期，除草时避免碰伤幼苗。

修剪 苗高20cm以上时，选一直立健壮枝作主干，将其余萌生的枝条剪除，苗高40cm以上时，加强修剪侧枝，提高苗木木质化质量。

苗木出圃 当年苗木可于11月上旬出圃，也可于翌年3月上旬土壤解冻后出圃。起苗时需不伤皮，不伤根。

苗木规格与分级 因苗木大小存在一定差别，苗木太小不宜于造林，因此起苗后需将苗木进行分级。Ⅰ级苗木（苗株高1m以上，地径1cm以上）、Ⅱ级苗木（苗株高0.7~1m，地径0.5~1cm）可用于造林。

（3）柽柳造林：柽柳造林分为当年秋季造林和翌年春季造林。新疆南疆地区秋季造林于11月初至11月下旬，春季造林于2月下旬至3月下旬。常用造林方法为等距造林。有灌溉条件的地区宜采用开沟造林，行距 4m、株距 0.5~1.0m，定植梭梭约 5000 株·hm^{-2}。无灌溉条件地区宜采用挖穴造林，行距 4m、株距 1m，定植梭梭约 2500 株·hm^{-2}。

（三）选种接种

肉苁蓉属植物为根寄生植物，种子被接种在寄主的根部，其萌发、接种、生长均在土壤下进行，无法进行直接观察。因此，优质的种子是保证肉苁蓉产量的关键。可通过建立种子生产基地，对种子进行集中的生产、筛选、处理，以得到产量高、品质优的肉苁蓉药材。

肉苁蓉属植物种子很小，且其种子具有明显的寄生植物种子和野生植物种子萌发的特性。肉苁蓉种子收获后，种植前必须进行特殊处理，才能打破种子休眠，提高种子的萌发率和接种率。研究表明，当年收获的种子不宜直接接种，否则接种率极低。

1. 选种及种子处理

（1）种子筛选：采收或市场购置的肉苁蓉种子质量相差很大，必须进行筛选，选择饱满、粒大、有光泽、成熟度高的肉苁蓉种子进行接种。肉苁蓉种子的大小与种子成熟度密切相关，是影响种子活力的主要原因。接种前需将种子过筛，选择直径大于 0.5mm 的种子作为生产用种。

（2）种子处理

①低温沙藏处理：将肉苁蓉种子装入透气的布袋中，置于装有含水量约为 10% 的湿沙容器中，于 4℃ 下低温保藏约

30 天，对接种率的提高有明显的促进作用。

②药剂处理：播种前将肉苁蓉种子用 1~3g/L 高锰酸钾溶液浸种 20~30 分钟，或用 0.1mg/L 的氟啶酮溶液在常温下浸泡 24 小时，捞出后与沙土混合拌匀接种。

③热水处理：将肉苁蓉种子放在 50℃热水中浸泡，待水温降至室温后捞出，控干水分后于 4℃下放置 15 天，然后接种。

④暴晒处理：接种前可将肉苁蓉种子在沙地上暴晒一至两周后直接接种，有利于提高接种率。

⑤种子纸处理：用淀粉加泥浆于 70℃热水搅拌调稠至可黏住纸张为宜，加入适量种子拌匀。用刷子将泥浆均匀刷在一张 10~25cm 宽，长度不限的纸带上，每平方厘米黏附 1 粒或 2 粒种子。

⑥丸粒化处理：肉苁蓉种子丸粒化后，可以提高接种率，降低接种量。接种过程全部为机械化，开沟和接种可以一次完成，工作效率高、成本低、接种率高，是今后荒漠肉苁蓉栽培的发展趋势。将种子过筛分级后，选取直径大于 0.5mm 的种子，经成核、丸粒，加大、滚圆、撞光得到直径为 1.7~1.9mm 的丸粒化种子，也可以染色，便于辨认。丸粒化过程中通过加入杀菌剂、微肥、生长素等以缩短接种时间，提高接种率和产量。

除以上处理方法外，还有激素处理等多种种子处理方式。

在实际生产中，一般对上一年采集的肉苁蓉种子可不做任何处理，只需做好种子的筛选和分级工作即可。当年采集的种子经过筛选分级包装后，至室外自然条件下过冬，冬季自然冷藏后一年便可使用。

2.接种肉苁蓉分为春季接种和秋季接种两个时段

春季土壤温度回升后，梭梭及柽柳的毛细根处于生长旺盛时期，肉苁蓉种子容易寄生，而且梭梭及柽柳冬季积累的物质足够肉苁蓉的生长需要，因此春季接种率比较高，接种的肉苁蓉产量也比较好。而秋季播下肉苁蓉种子后，种子经过一个冬天的低温层积，来年春天就会进行寄生，简化了人工处理程序。肉苁蓉接种方法较多，20世纪使用的接种方法有断根法、营养诱导法、接种纸接种法、破皮法和根管接种等方法。目前生产中主要采用的肉苁蓉接种方法有沟播法、穴播法、水钻法3种。

荒漠肉苁蓉最佳接种期为春季的4~5月和秋季的10~11月上旬。有灌溉条件的地区，梭梭定植2年后采用沟播接种，撒播单行接种量为1500~1800g·hm^{-2}。无灌溉条件的地区梭梭定值3年后可采用穴播接种，每穴播种10~20粒。

管花肉苁蓉最佳接种期为春季的3~6月。有灌溉条件的地区可在柽柳定植1年后采用沟播接种，单行接种量为3000~4500g·hm^{-2}。无灌溉条件的地区可在柽柳定植1年后采用穴播接种，每穴播种10~20粒。

视频 2-2

接种场景

（四）田间管理

1. 灌溉

梭梭造林时应随造随灌，以后视苗木的生长情况随时灌水。为了节省用水，提高产量，建议规范化生产基地推广滴灌。荒漠肉苁蓉春播后，每隔15~20天灌一次水，连续灌2次水。此后，有灌溉条件的地区，每年5月和7月对梭梭进行2次灌溉。肉苁蓉秋播后，第二年土壤解冻后，每隔15~20天灌一次水，连续灌2次水，此后灌溉同春播。

柽柳定植后，有条件的基地，尽量采用滴灌方式。没有条件的基地，也可采用沟渠灌溉或漫灌。要求全面灌溉，不串灌、不漏灌、不积水。春季或秋季接种管花肉苁蓉的柽柳，在接种后应及时灌溉。再在6月和8月上旬或翌年3月、6月和8月上旬之前各灌溉一次，8月下旬以后不能灌溉，否则易引起管花肉苁蓉冻害。

2. 施肥

为确保人工种植的荒漠肉苁蓉指标性成分含量与野生荒漠肉苁蓉指标性成分一致，尽量不施无机肥，有条件的可以在整地时把腐熟的有机肥作为底肥施入，可提高荒漠肉苁蓉产量而不影响其品质。对于柽柳，灌溉条件良好的基地不建议施肥，对于灌溉条件差、生长较弱的柽柳，同时为提高管花肉苁蓉的品质，可适当施有机肥。

3. 除草和培土

及时清除田间杂草，特别是多年生杂草，可采用人工和机械相结合的方法根除，除草时不要碰伤梭梭及柽柳的根。因沙漠地区风大，梭梭根部沙土易被风吹走，为避免梭梭树根裸露造成树木死亡，应注意进行培土，以保证苗木的正常生长。

4. 整枝修剪

柽柳属于灌木，具有很强的分枝能力，其冠幅和高度近乎成正比。生产中柽柳两年后会影响田间操作，因此要及时修剪，修剪时留1个或2个主杆，从基部到1m之间的侧枝全部剪除，超过1m的侧枝控制在5个左右，确保通风透光。树高不超过2.5m，冠幅在2.5m以内。

5. 病虫害防治

梭梭和柽柳作为沙漠和荒漠地区重要的防风固沙先锋树种，病虫害少。梭梭常见的病虫害有白粉病、锈病、草地螟和鼠害。柽柳常见病虫害中危较严重的有白粉病、锈病、柽柳瘿蚊、黑绒鳃金龟、柽柳条叶甲等。

荒漠肉苁蓉和管花肉苁蓉栽培历史较短，开花前生长于地下，病虫害较少。肉苁蓉常见病虫害中危害比较严重的有肉苁蓉茎腐病、肉苁蓉蛀蝇、黄褐丽金龟等。对于肉苁蓉茎腐病的防治可通过控制土壤水分，降低肉苁蓉采挖季节土壤含水量，创造不利于肉苁蓉茎腐病发生的环境条件得以实现。管花肉苁蓉发现在其花序上有少量蚜虫危害，但目前管花肉苁蓉生产中最主要的生理性病害是冻害，可通过保证接种深度，调控灌溉时间以达到土壤保温、降低土壤湿度来减少冻害。

病虫害防治要坚持"以防为主，综合防治"的方针，以人工、生物防治为主，化学防治为辅。严格检疫制度，加强营林措施，促进林木生长，提高林木本身抗病虫的能力；采取有效措施保护天敌，保持生态平衡；发现病虫鼠害，需选用低毒、高效、低残留的农药防治，以保证人畜安全，防止环境污染。

三、应时采收，品质之基

根据荒漠肉苁蓉与管花肉苁蓉的生长特性，晚秋至初冬（10月下旬至11月上旬），肉苁蓉进入生长休眠期，通过春季、夏季、秋季的旺盛生长，晚秋的肉苁蓉积累营养丰富、有效成分含量高，同时此季节温度较低、气候干燥，易于肉苁蓉干燥，防止霉变。因此，栽培肉苁蓉的最佳采收时间为10月下旬至11月上旬。春季肉苁蓉的最佳采收时间为3月下旬至4月上旬。4月下旬以后，肉苁蓉开始抽薹长出地面，部分已形成花序肉质茎的营养成分，快速消耗，有效成分含量也明显下降，影响药材品质。

荒漠肉苁蓉长至10~20cm即可采收，最佳生长年限为3年及3年以上，应采取采大留小的方式，采收后的肉质茎如有花序应切除，防止肉苁蓉继续消耗体内物质而生长，影响药用价值（图2-1）。管花肉苁蓉最佳生长年限为3年，新疆南疆地区为防止冻害，生长年限建议为10~20个月（图2-2~图2-4）。

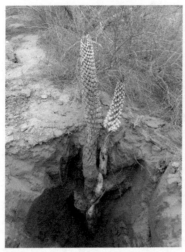

图2-1　荒漠肉苁蓉肉质茎及花序

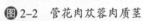

图2-2　管花肉苁蓉肉质茎

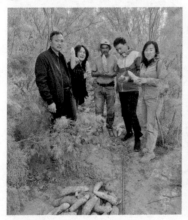

图2-3　管花肉苁蓉的采收

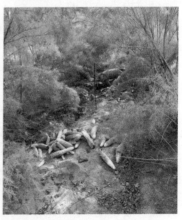

图2-4　管花肉苁蓉的采挖

视频2-3

采收场景

第二节
肉苁蓉的采收加工与炮制

一、肉苁蓉采收季节和方法

（一）采收季节

肉苁蓉的采收时间为春季和秋季，这与其生长特性有关。肉苁蓉生长于地下，很难发现。进入春季，离地面较近的肉苁蓉开始进入花序快速生长阶段，顶开土壤，形成裂隙，或露出地面，易于发现，因此，野生肉苁蓉多于春季采挖。进入秋季，部分离地面较近的肉苁蓉也能将地面拱起，形成裂痕，易于发现，因此，秋季也是肉苁蓉采集的季节，但对于野生肉苁蓉，春季采集多于秋季采集。

人工种植的肉苁蓉，由于了解其接种位置，理论上一年四季除冻土季节外，均可采挖。春季肉苁蓉的最佳采收期在3月下旬至4月中旬，4月下旬以后肉苁蓉开始抽薹长出地面，部分已形成花序，其有效成分含量下降，影响药材品质。

根据肉苁蓉的生长特性，晚秋至初冬（10月下旬至11月上旬）肉苁蓉进入生长休眠期。通过春季、夏季、秋季的旺盛生长，晚秋的肉苁蓉积累营养丰富、有效成分含量高，同时此季节温度较低、气候干燥，易于肉苁蓉干燥，防止霉变。

因此，人工种植肉苁蓉的最佳采收时间为 10 月下旬至 11 月上旬。

（二）采收工具

肉苁蓉生长于沙漠或沙质、砂质土壤中，土壤较松软，铁锹、砍土镘、小铲均可采挖。有条件的可以机械采挖，并可将采挖与接种一体化，提高效率。

（三）采收方法

肉苁蓉生长于沙漠或沙质、砂质土壤中，采挖方法有两种，即机械采收和人工采收。

机械采收：利用深犁在距寄主茎基约 30cm 外侧将接种带全部翻出，并切断寄主根系，翻出肉苁蓉；也可对采挖机械进行改装，在犁的后面加播种装置，采挖与播种一次性完成。

人工采收：利用铁锹（深挖）和砍土镘（挖上层图）在接种带外侧挖深沟，再用小铲向内侧剖挖，出现肉苁蓉时，用手或小铲轻挖沙土至肉苁蓉基部，在基部将肉苁蓉掰断，取出。然后用铁锹或砍刀截断寄主根系，撒播肉苁蓉种子，灌水，填土。

肉苁蓉的采收方式随着肉苁蓉种植面积的扩大和高产、稳产种植技术的推广，人工采挖的低效率已无法适应大规模种植，机械化采收是发展的必然趋势。

（四）采收规格

野生肉苁蓉含水量较低，其鲜品的干燥率为 4~5:1，即 4~5kg 鲜品干燥得到 1kg 的干品。栽培荒漠肉苁蓉含水量较高，其鲜品的干燥率为 6~8:1，即 6~8kg 鲜品干燥得到 1kg 的干品。部分采用滴管的栽培基地，由于给水次数太多，其鲜品的干燥率甚至达到 10:1。从鲜品到干品，其体积变化很大，直径缩小到原来的 0.4~0.5，甚至更小，但长度基本不变。因此，在采收时要根据收购方的规格要求，有目的地选取所要采收的对象。一般荒漠肉苁蓉长度在 20cm 以上、管花肉苁蓉 10cm 以上的都可采收。

二、肉苁蓉产地加工一体化

（一）整枝晒干

肉苁蓉采挖后，除去泥沙，整枝晒干，或切成约 40cm 的长段晒干，即将分级处理的鲜肉苁蓉抖动除去泥沙，摆放在沙地上或木架上，在阳光下晒干或晾干。40cm 以下的肉苁蓉，一般直接晒干；40cm 以上的肉苁蓉，切断后晒干；便于包装和运输。春天采挖的肉苁蓉，需要将茎尖切去，防止继续生长、开花，影响药材质量。待完全干燥后（含水率 10%~18%），包装或分等级包装。（图 2-5、图 2-6）

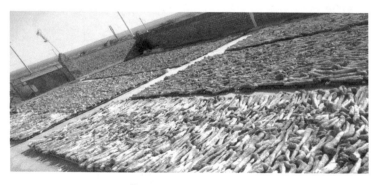

图 2-5　肉苁蓉干燥场景

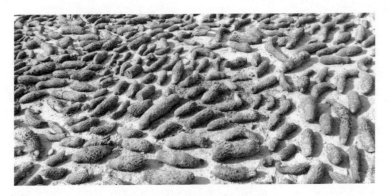

图2-6　管花肉苁蓉干燥场景

　　肉苁蓉体积大，含水量和含糖量都很高，不易干燥，整枝肉苁蓉一般干燥需要3~4个月，干燥过程中容易发生霉变、腐烂，特别是将没有完全干燥的肉苁蓉包装、出售，运输过程中多数会发生霉变，造成有效成分含量明显降低。同时，其体内含有水解酶，干燥过程中有效成分会发生水解，这也是导致含量明显降低的因素之一。因此，切记干燥过程中严防霉变、腐烂！

（二）切片干燥

　　将采挖出的鲜肉苁蓉除去泥沙，用高压水快速淋洗干净，再切成6~10mm厚的切片，阳光下晾晒干燥、阴干或60℃以下烘干。（图2-7）

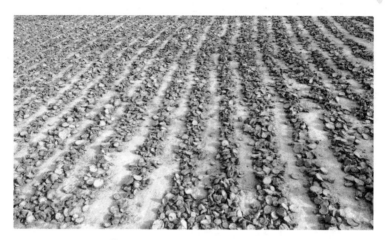

图 2-7 管花肉苁蓉切片干燥场景

小贴士

　　肉苁蓉体积较大、干燥困难，且干燥后的药材有一定的硬度，加工饮片难度较大，部分药材含糖量很高，粉碎困难。因此，将鲜肉苁蓉直接切片、干燥，既有利于干燥，也有利于后续处理，是肉苁蓉产地加工的好方法，值得推广。另外，可根据客户需要，采用热水、蒸汽、微波等方法对新鲜切片进行杀酶，以提高其有效成分。

1. 自然晒干法

将切好的切片薄薄地摊在芦苇席、竹席或不锈钢钢丝网上，阳光下晒干，同时还要注意及时翻动，保证阳光照射均匀。秋季夜间空气湿度大，要注意将肉苁蓉药材收起盖好，以防返潮。将切片充分干燥（含水率10%以下）后，用筛子筛除断下的鳞叶及晾晒过程中带入的杂质，包装，即得。

自然晾晒必须注意以下问题：①晾晒场地环境应符合卫生要求。②应有防雨和防禽、畜、鼠的设施。③春季晾晒需要10~15天，秋季需要20~30天，如果是秋末采收的则要采取烘干措施。④晾晒过程中，其外层易干硬，而内部水分不易散发，因此给人以干透了的假象，而在长途运输中造成霉烂，干透的肉苁蓉在相互碰撞时有清脆（咔咔）的响声，含水分的肉苁蓉在碰撞时声音发闷（啪啪）。

2.阴干法

将切好的切片放置于室内或阴处，利用空气的流动，吹去水分而达到干燥的目的。将切片充分干燥（含水率10%以下），用筛子筛除鳞叶和杂物，包装。

3.烘干法

将切片置于烘干室，加温，通风排湿，干燥；或利用烘干机烘干。烘干适宜温度为60℃以下。

（三）包装

1.整枝肉苁蓉的包装

一般情况下，肉苁蓉都需要进行分级包装，肉苁蓉包装的一般程序为：干燥肉苁蓉除去杂质和泥沙拣选分级质量检验包装称重贴上标签。

（1）分级标准

①荒漠肉苁蓉

一等品：呈扁圆柱形或圆柱形，单株顺直，表面黄棕色至棕褐色，切断面较平坦，质坚实，体重，长30cm以上，直径5cm以上，无杂质，无虫蛀，无霉变。

二等品：呈扁圆柱形或圆柱形，单株顺直，表面黄棕色至棕褐色，切断面较平坦，质坚实，体重，长20cm以上，直径3cm以上，无杂质，无虫蛀，无霉变。

三等品：呈扁圆柱形、圆柱形或稍弯曲，表面黄棕色至棕褐色，切断面较平坦，质坚实，体重，长15cm以上，直径2cm以上，含杂质1%以下，无虫蛀，无霉变。

等外品：形状各异，有些为挖断的小段或小片，表面黄棕色至黑色，长15cm以下，有些断面纤维状（主要为花序出土较长或已经开花后的植株），质较轻，含杂质5%以下，无虫蛀，无霉变。

②管花肉苁蓉

一等品：呈纺锤形或圆柱形，单株顺直，表面淡黄色至棕褐色，具光泽，切口整齐，质坚实，体重，长20cm以上，无杂质，无虫蛀，无霉变。

二等品：呈纺锤形或圆柱形，单株顺直，表面淡黄色至棕褐色，切口整齐，质坚实，体重，长15~20cm，无杂质，无虫蛀，无霉变。

三等品：呈纺锤形或圆柱形，表面淡黄色至棕褐色，长10~15cm，含杂质 1% 以下，无虫蛀，无霉变。

等外品：形状各异，有些为挖断的小段或小片，表面淡黄色至棕褐色，长 10cm 以下，含杂质 5% 以下，无虫蛀，无霉变。

（2）包装将分级、质量检验合格后的肉苁蓉药材装入纸箱或麻袋，包装纸箱或麻袋规格要统一，每件包装箱贴上标签，包括品名、规格、毛重、净重、产地、批号、生产日期、生产单位，并附质量合格的标志。

2. 切片包装

干燥切片，拣选，清除杂质，装入标准的纸箱，打包。纸箱规格要统一，每件包装箱贴上标签，包括品名、规格、毛重、净重、产地、批号、生产日期、生产单位，并附质量合格的标志。

（四）贮藏

必须贮藏于通风干燥处。

一般库房采用架式结构，将包装好的药材放在架上，利于通风。

肉苁蓉的储藏

　　肉苁蓉容易被老鼠和螳螂等动物啃食，可以放置捕鼠和螳螂的防治器材；但不得用毒药防治，以免污染药材；肉苁蓉药材也易生虫（蛾类），可用纱布包花椒，放入包装物内以防止生虫，但不得用硫黄熏蒸。

三、肉苁蓉炮制方法

　　肉苁蓉的炮制方法包括切制、酒制和蒸制等15种，方法不同，功效也有所不同。肉苁蓉生品补肾止浊、滑肠通便，多用于肾气不足之便秘、白浊；酒制后补肾助阳作用增强，润下作用缓和，多用于阳痿、腰痛、不孕等症。

（一）肉苁蓉片

　　肉苁蓉药材，除去杂质，大小个分开，稍浸泡，润透，切厚片，干燥。（图2-8）

（二）酒苁蓉

　　取肉苁蓉片，加入黄酒拌匀，置炖罐内，密闭，隔水加热炖透；或置适宜的容器内，蒸透，至酒完全被吸尽，表面黑色时取出，干燥。每100kg肉苁蓉用黄酒30kg。（图2-9）

（三）黑豆制苁蓉

取肉苁蓉净药材，用米泔水漂泡3天，每天换水1次，去尽咸味；刮去鳞叶，切成1.5cm厚的片；取黑豆5kg炒香，分成3份，每次取1份，依次用一份加适量水和肉苁蓉片，用微火煮至水完全被吸尽，取出，晒干，反复3次，晒干即可。每500kg肉苁蓉用黑豆50kg。

（四）蒸四晒制苁蓉

取肉苁蓉片蒸至熟透，晒至半干，加酒润湿，第二天再蒸2~3小时，再晒干，如此反复4次，至黑金色为度。

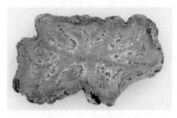
图2-8　肉苁蓉片

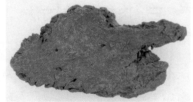
图2-9　酒苁蓉片

第三节
如何鉴别肉苁蓉的优劣

肉苁蓉的质量鉴别方法主要有性状鉴别法和理化分析法。这两种方法各有特点和优势，两者相互补充，可从不同的方面对肉苁蓉的质量进行控制。

一、历版《中国药典》收载情况

《中国药典》自1963年版开始，每版均收载了肉苁蓉药材与饮片。其中，1963年版收载的肉苁蓉来源为列当科植物肉苁蓉 *Cistanche salsa* (C.A.Mey.)G.Beck 的干燥带鳞叶的肉质茎，按此来源实则为盐生肉苁蓉。从1977年版到2000年版，肉苁蓉来源均为列当科植物肉苁蓉 *Cistanche deserticola* Y.C.Ma 的干燥带鳞叶的肉质茎，此来源即为荒漠肉苁蓉。自2005年版开始，肉苁蓉的来源增加为列当科植物肉苁蓉 *Cistanche deserticola* Y.C.Ma 或管花肉苁蓉 *Cistanche tubulosa* (Schenk) Wight 的干燥带鳞叶的肉质茎，肉苁蓉变为双来源的荒漠肉苁蓉和管花肉苁蓉。检验项目从最初的只有性状鉴别、理化鉴别，到现在的薄层色谱鉴别、含量测定等，质量控制手段不断完善提高，使得肉苁蓉的质量也越来越有保障（表2-1）。

表 2-1 历版《中国药典》收载肉苁蓉质量标准情况

版本	来源	性状	鉴别	检查	含量	饮片
1963 年版	盐生肉苁蓉	无	性状鉴别	无	无	肉苁蓉、酒苁蓉
1977 年版、1985 年版、1990 年版、1995 年版	肉苁蓉	呈扁圆柱形。表面棕褐色或灰棕色。断面棕褐色，有淡棕色点状维管束，排列成波状环纹	理化鉴别	无	无	肉苁蓉、酒苁蓉
2000 年版	肉苁蓉		(1) 理化鉴别 (2) 薄层色谱鉴别（麦角甾苷）(3) 薄层色谱鉴别（肉苁蓉对照药材、甜菜碱）	无	高效液相色谱法（麦角甾苷）	肉苁蓉片、酒苁蓉
2005 年版	肉苁蓉、管花肉苁蓉	肉苁蓉：呈圆柱形。表面灰棕色或棕褐色，有淡棕色点状维管束，排列成波状纹理；管花肉苁蓉：呈类纺锤形、扁纺锤形或扁柱形。表面棕褐色至黑褐色。断面颗粒状，灰棕色至灰褐色，散生点状维管束	薄层色谱鉴别（松果菊苷、毛蕊花糖苷）	水分 总灰分 酸不溶性灰分	高效液相色谱法（肉苁蓉：松果菊苷和毛蕊花糖苷总量；管花肉苁蓉：松果菊苷）	肉苁蓉片、酒苁蓉、管花肉苁蓉片
2010 年版、2015 年版、2020 年版	肉苁蓉、管花肉苁蓉		薄层色谱鉴别（松果菊苷、毛蕊花糖苷）	水分 总灰分	高效液相色谱法（松果菊苷和毛蕊花糖苷总量）	肉苁蓉片、管花肉苁蓉片、酒苁蓉片、酒苁蓉

二、肉苁蓉质量鉴别方法

（一）性状鉴别法——直观的质量控制方法

性状鉴别法是凭借人的感官来鉴别肉苁蓉质量的方法。主要包括形状、大小、色泽、表面、断面、质地、气味。通过此方法可对肉苁蓉药材和饮片的质量进行辨别。肉苁蓉以个大、体重、无枯心、无干梢者为佳。其中荒漠肉苁蓉尤以肥厚、鳞细、表面棕褐色、内色棕褐或黑褐、油性大、质柔软者为上乘。

小贴士

肉苁蓉药材性状特征

荒漠肉苁蓉呈扁圆柱形，稍弯曲，长 3~15cm，直径 2~8cm，表面棕褐色或灰棕色，密被覆瓦状排列的肉质鳞叶，通常鳞叶先端已断。体重，质硬，微有柔性，不易折断，断面棕褐色，有淡棕色点状维管束，排列成波状环纹。气微，味甜、微苦。（图 2-10）

管花肉苁蓉呈类纺锤形、扁纺锤形或扁柱形，稍弯曲，长 5~25cm，直径 2.5~9cm。表面棕褐色至黑褐色。断面颗粒状，灰棕色至灰褐色，散生点状维管束。（图 2-11）

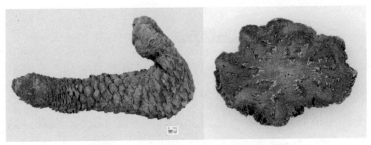

图 2-10　荒漠肉苁蓉药材性状及断面图

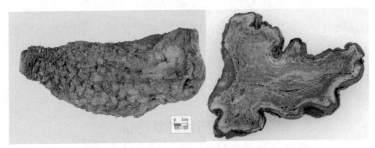

图 2-11　管花肉苁蓉药材性状及断面图

（二）理化分析法——现代化的质量控制方法

理化分析法是借助现代仪器设备，如薄层色谱仪、高效液相色谱仪等，对肉苁蓉中的主要化学成分进行鉴别、含量测定等的方法。

1. 肉苁蓉的化学成分

肉苁蓉的化学成分主要有苯乙醇苷类、环烯醚萜及其苷类、木脂素及其苷类、多糖、单萜苷类、生物碱等成分。目前已从荒漠肉苁蓉中分离得到 120 个化合物，从管花肉苁蓉中分离得到 75 个化合物。其中苯乙醇苷类和多糖是其主要化学成分和活性成分，也是肉苁蓉发挥作用的物质基础。目前共分离得到苯乙醇苷类化合物70余个，如松果菊苷、毛蕊花糖苷、异毛蕊花糖苷、2-乙酰基毛蕊花糖苷、肉苁蓉苷A等。多糖主要由葡萄糖、半乳糖、鼠李糖、阿拉伯糖、果糖等单糖组成，由于肉苁蓉多糖组成成分较多、结构较复杂，不同来源及不同部位肉苁蓉多糖的药效之间也存在一定的差异，许多内容还需进一步研究。

根据研究结果显示，随着生长年限的不断增加，肉苁蓉中松果菊苷和毛蕊花糖苷含量也逐渐增加；与春季相比，秋季采收的肉苁蓉中，其松果菊苷和毛蕊花糖苷的含量均低于春季采收的肉苁蓉；采收季节和生长年限对松果菊苷和毛蕊花糖苷的含量有极显著的影响。且经文献统计分析可知，管花肉苁蓉中苯乙醇苷类化合物的含量高于荒漠肉苁蓉，而荒漠肉苁蓉中多糖类成分含量高于管花肉苁蓉。

2.肉苁蓉的质量控制方法

《中国药典》2015年版以松果菊苷和毛蕊花糖苷作为肉苁蓉薄层色谱的鉴别成分，内蒙古自治区药品检验研究院对薄层色谱条件进行了进一步优化，能够更好地鉴别此两种成分（图2-12、2-13）。《中国药典》中以此两种成分的总量来评价肉苁蓉的质量，含量测定标准规定：肉苁蓉（荒漠肉苁蓉）含松果菊苷和毛蕊花糖苷的总量不得少于0.30%，管花肉苁蓉含松果菊苷和毛蕊花糖苷的总量不得少于1.5%（图2-14、图2-15）。

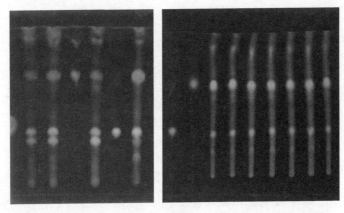

图 2-12　荒漠肉苁蓉薄层
色谱图

图 2-13　管花肉苁蓉薄层色谱图

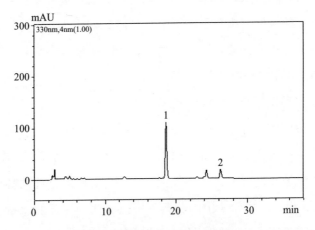

峰 1：松果菊苷；峰 2：毛蕊花糖苷

图 2-14　荒漠肉苁蓉含量测定色谱图

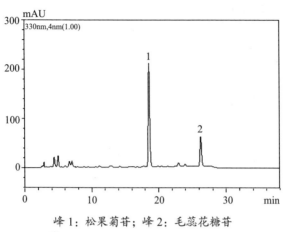

峰1：松果菊苷；峰2：毛蕊花糖苷

图 2-15　管花肉苁蓉含量测定色谱图

　　另根据中国食品药品检定研究院研究结果，采用超高效液相色谱建立正品肉苁蓉（荒漠肉苁蓉、管花肉苁蓉）及其伪品沙苁蓉的特征图谱，通过比较三种苁蓉药材特征图谱的相似度可知，管花肉苁蓉与肉苁蓉特征图谱之间的相似度均大于 0.80，相似度良好，说明肉苁蓉及管花肉苁蓉化学成分种类及含量相似；而沙苁蓉中因含有较高的金石蚕苷及 2'-乙酰基金石蚕苷，其特征图谱与肉苁蓉正品特征图谱之间相似度均小于 0.06，相似度低，故采用此特征图谱的方法可有效区分肉苁蓉正品及其沙苁蓉伪品。内蒙古自治区药品检验研究院也对正品肉苁蓉和盐生肉苁蓉的特征图谱进行了研究。结果显示荒漠肉苁蓉、管花肉苁蓉和盐生肉苁蓉三种苁蓉药材特征图谱间相似度均大于 0.70，相似度良好，说明这三种苁蓉药材间差别不大（图 2-16 ~ 图 2-18），《中国药典》1963

年版收载的肉苁蓉来源也是盐生肉苁蓉。

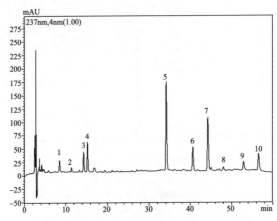

峰2：京尼平苷酸；峰4：8-表马钱子酸；峰5：松果菊苷；峰6：肉苁蓉苷A；峰7：毛蕊花糖苷；峰8：异毛蕊花糖苷；峰10：2'-乙酰毛蕊花糖苷

图2-16　荒漠肉苁蓉特征图谱

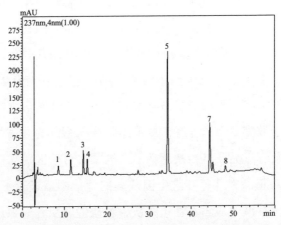

峰2：京尼平苷酸；峰4：8-表马钱子酸；峰5：松果菊苷；峰7：毛蕊花糖苷；峰8：异毛蕊花糖苷

图2-17　管花肉苁蓉特征图谱

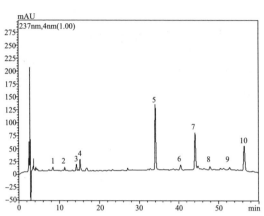

峰2：京尼平苷酸；峰4：8-表马钱子酸；峰5：松果菊苷；峰6：肉苁蓉苷A；峰7：毛蕊花糖苷；峰8：异毛蕊花糖苷；峰10：2'-乙酰毛蕊花糖苷

图 2-18　盐生肉苁蓉特征图谱

三、"绿色"肉苁蓉

　　荒漠肉苁蓉和管花肉苁蓉的寄主梭梭和柽柳是适合在沙漠和荒漠干旱环境中生长的灌木和半乔木，是防风固沙的优势品种，两者栽培都相对比较容易。其栽培过程需水量少，基本不需要施肥，栽培相对粗犷。而肉苁蓉接种、生长均在地下，病虫害少，只要寄主能生长，它就能生长，所以不需要太多的管理。因此，与其他药材的种植相比，肉苁蓉的种植农药、化肥使用较少，人为干预少，属于相对绿色天然的药材。同时，种植肉苁蓉，对开发利用荒漠区土地资源、发展沙产业经济、促进农民增收致富、改善生态环境都有着积极作用。

四、肉苁蓉的商品规格与等级划分

中药材商品的规格等级是评价中药材质量优劣的重要外在指标，同时也是中药材定价的重要依据，对规范中药材市场流通秩序，合理引导中药材生产，促进优质优价，推动中药材电子商务交易，以及对整个中药行业的发展都具有重要意义。

历代对于肉苁蓉的规格等级划分强调产地质量，以内蒙古为道地药材，并在此基础上结合性状，如长度、直径、表面颜色、质地、体重、断面特征等进行评价。我国现行的《七十六种药材商品规格标准》中，将肉苁蓉划分为甜苁蓉和咸苁蓉2种规格，且均为统货。随着国内外市场需求的加大，也出现了新的商品规格等级。中华中医药学会发布的《中药材商品规格等级（226种）》系列标准中，对肉苁蓉商品的规格等级进行了划分。

根据不同基原，将肉苁蓉药材分为"肉苁蓉""管花肉苁蓉"两个规格。在规格项下，根据是否进行等级划分，分成"选货"和"统货"；再根据肉质茎长度、直径和1千克肉质茎数，将肉苁蓉"选货"分为"一等"和"二等"两个等级。应符合表2-2要求。（图2-19）

表 2-2　肉苁蓉规格等级划分

规格	等级	性状描述	
		共同点	区别点
荒漠肉苁蓉（软苁蓉）	选货 一等	呈扁圆柱形，稍弯曲，表面棕褐色或灰棕色，密被覆瓦状排列的肉质鳞叶，通常鳞叶先端已断。体重，质硬，微有柔性，不易折断，断面棕褐色，有淡棕色点状维管束，排列成波状环纹。气微，味甜、微苦	色泽均匀，质地柔韧，肉质肥厚，肉质茎长度25cm 以上，中部直径3.5cm 以上，去除茎尖，无枯心，无干梢
	二等		质坚硬，微有柔性。肉质茎长度15~25cm，中部直径2.5cm 以上，去除茎尖，枯心不超过10%，无干梢
	统货		个体长度不均，肉质茎长 3cm 以上，粗细不均匀，中部直径2cm 以上，去除茎尖，枯心不超过20%，无干梢
管花肉苁蓉（硬苁蓉）	选货 一等	呈类纺锤形、扁纺锤形或扁柱形，稍弯曲。表面棕褐色至黑褐色，鳞叶痕粗大。断面颗粒状，灰棕色至灰褐色，散生点状维管束。质地坚硬，无柔韧性	长度15~25cm，中部直径6~9cm，去除茎尖，无枯心，无干梢
	二等		长度10~15cm，中部直径2.5~5cm，去除茎尖，枯心不超过10%，无干梢
	统货		个体长度不均，长 5cm 以上，粗细不均匀，直径2.5cm 以上，去除茎尖，枯心不超过20%，无干梢

注：市场习称：荒漠肉苁蓉亦称为软大芸或软苁蓉，管花肉苁蓉亦称为硬大芸或硬苁蓉。

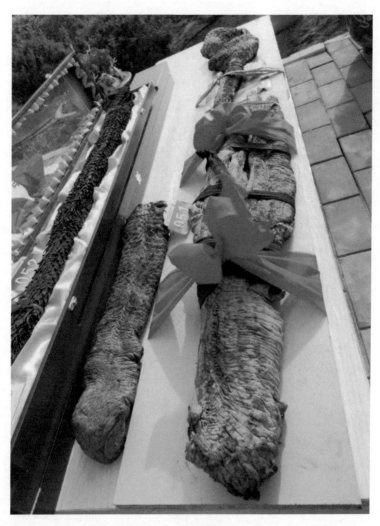

图2-19　优质荒漠肉苁蓉

第四节
此"肉苁蓉"非彼"肉苁蓉"

一、肉苁蓉的混淆品介绍

肉苁蓉是寄生药材，其生长环境恶劣，采集时期短，药源一度非常紧缺，市场上时有混淆品出现。这些混淆品的性状与肉苁蓉极为相似（表2-3），因此，有必要结合出现过的实例介绍肉苁蓉的主要混淆品的性状特征，希望有助于读者了解此"肉苁蓉"非彼"肉苁蓉"的情况。

二、主要混淆品的性状特征

（一）盐生肉苁蓉

为目前市售肉苁蓉混伪品之一，与肉苁蓉的混用记载于《中国中药材真伪鉴别图典》等资料。混淆原因：①地区习用药材，流出本地区外。②功效相近。③来源植物形态相近（同科属）。④生活习性相同（寄生植物）。

1. 标准收录

盐生肉苁蓉，来源为列当科植物盐生肉苁蓉 *Cistanche salsa* (C.A.Mey.) Beck 干燥带鳞叶的肉质茎，收载于《内蒙古中药材标准》。

表2-3 肉苁蓉与混淆品性状特征比较表

品种		寄主	形状	大小（cm）		表面	断面
				长	直径	性状特征	
正品	荒漠肉苁蓉	梭梭	扁圆柱形，稍弯曲	3~15	2~8	棕褐色或灰棕色，密被覆瓦状排列的肉质鳞叶	浓棕色点状维管束，排列成波状环纹
	管花肉苁蓉	柽柳属植物	类纺锤形，锤形或扁柱形	5~25	2.5~9	棕褐色至黑褐色，密被覆瓦状排列的鳞叶	点状维管束，散生
	盐生肉苁蓉	盐爪爪、红砂、珍珠柴、芨芨草等	扁圆柱形，略弯曲	3~11	约至2.5	棕褐色或棕色，密被覆瓦状排列的鳞叶	黄白色点状维管束，排列成波浪状环纹
	沙苁蓉	红砂、珍珠柴、沙冬青、藏锦鸡儿、霸王、四合木、绵刺等	圆柱形或扁圆柱形	2~30	1.5~2.2	黄棕色至棕褐色，有明显的光泽，密被覆瓦状排列的肉质鳞叶	浅黄色维管束，排列多角型
混淆品	草苁蓉	桤木属植物	球形至圆柱形	10~35	0.5~4	暗黄棕色至紫褐色，叶密集生于茎基部	黄白色维管束，排列成环状，中央多有裂隙
	锁阳	白刺属和红砂属植物	扁圆柱形，微弯曲	5~15	1.5~5	棕色或棕褐色，具明显纵沟和不规则凹陷	黄色三角状维管束，散生
	列当	蒿属植物	圆柱形	15~35	0.5~1	具纵向沟纹，疏被白色柔毛，鳞叶互生	黄白色维管束，排列成圆环状，通气组织明显

2. 性状特征

［形状］盐生肉苁蓉药材呈扁圆柱形，略弯曲。（图 2-20）

［大小］长 3~11cm，直径约至 2.5cm。

［表面］棕褐色或棕色，密被覆瓦状排列的肉质鳞叶，通常鳞叶先端已断。

［质地］体较重，质硬，微有柔性，不易折断。

［断面］黄棕色至暗棕色，有多数黄白色点状维管束，排列成深波状环纹，有的中心显空洞。

［气味］气微，味微甜后微苦。

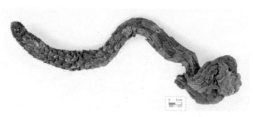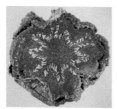

图 2-20　盐生肉苁蓉药材性状及局部放大图

（二）沙苁蓉

为目前市售肉苁蓉混伪品之一，与肉苁蓉的混用记载于《中国中药材真伪鉴别图典》等资料。混淆原因：①地区习用药材，流出本地区外。②功效相近。③来源植物形态接近（同科属）。④生活习性相同（寄生植物）。

1. 标准收录

沙苁蓉，来源为列当科植物沙苁蓉 *Cistanche sinensis* Beck 干燥带鳞叶的肉质茎，无药材标准收录，记载于《中国民族药辞典》等资料。

2. 性状特征

［形状］圆柱形或扁圆柱形，直或稍弯曲。（图2-21）

［大小］长2~30cm，直径1.5~2.2cm。

［表面］黄棕色至棕褐色，有明显的光泽，密被覆瓦状排列的肉质鳞叶；鳞叶窄短，每环4~6片，茎上部鳞叶卵状披针形，中下部鳞叶卵状三角形，常完整，极少碎断。

［质地］质硬，无柔性。

［断面］不平坦，棕褐色，维管束浅黄色，排列成星型。

［气味］气微，味甘而微苦。

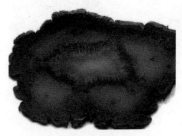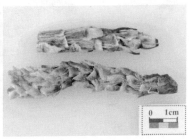

图2-21 沙苁蓉药材性状及局部放大图

（三）草苁蓉

为目前市售肉苁蓉混伪品之一，与肉苁蓉的混用记载于《中国中药材真伪鉴别图典》等资料。混淆原因：①地区习用药材，流出本地区外。②功效相近。③来源植物形态接近（同科）。④生活习性相同（寄生植物）。

1. 标准收录

草苁蓉，来源为列当科植物草苁蓉 *Boschniakia rossica* (Cham.et Schlecht.)Fedtsch. 干燥全草，收载于《吉林省中药材标准》。

2. 性状特征

［形状］草苁蓉药材包括根状茎和干燥带鳞叶的肉质茎；根状茎球形至圆柱形，肉质茎圆柱形。（图 2-22）

［大小］长 10~35cm，直径 0.5~4cm。

［表面］暗黄棕色至紫褐色。叶密集生于茎基部，三角形或宽卵状三角形，先端锐尖或钝圆。

［质地］上部较脆，易折断，根部坚实。

［断面］棕黄色，有多数黄白色维管束，排列成环状，通气组织明显，中央多有裂隙。

［气味］气微香，味苦。

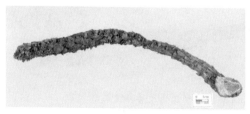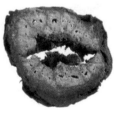

图 2-22　草苁蓉药材性状及局部放大图

（四）锁阳

锁阳曾充作肉苁蓉或掺入肉苁蓉中销售，多以饮片或炮制品形式出现；它与肉苁蓉的混用记载于《中国中药材真伪鉴别图典》等资料。混淆原因：①功效相近。②产量大，价格便宜。③生活习性相同（寄生药材）。

1. 标准收录

锁阳，来源为锁阳科植物锁阳 *Cynomorium songaricum* Rupr. 的干燥肉质茎，收载于《中国药典》2015 年版一部。

2. 性状特征

［形状］锁阳药材呈扁圆柱形，微弯曲。（图 2–23）

［大小］长 5~15cm，直径 1.5~5cm。

［表面］棕色或棕褐色，粗糙，具明显纵沟和不规则凹陷，有的残存三角形的黑棕色鳞片。

［质地］体重，质硬，难折断。

［断面］浅棕色或棕褐色，有黄色三角状维管束。

［气味］气微，味甘而涩。

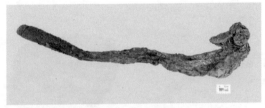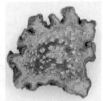

图 2–23　锁阳药材性状及局部放大图

（五）列当

列当，即历代本草所指的"草苁蓉"，一直是肉苁蓉混伪品之一；与肉苁蓉的混用记载于《常用中药材品种整理和质量研究》等资料。混淆原因：①来源植物形态接近（同科）。

②生活习性相同（寄生药材）。

1. 标准收录

列当，来源为列当科植物列当 *Orobanche coerulescens* Steph. 的干燥全草，收载于《甘肃省中药材标准》和《吉林省中药材标准》。

2. 性状特征

［形状］圆柱形。（图 2-24）

［大小］长 15~35cm，直径 0.5~1cm。

［表面］棕褐色或褐色，具纵向沟纹，疏被白色柔毛，肥壮，肉质。鳞叶互生，卵状披针形，呈黄棕色。花序穗状，黄褐色，花冠淡紫色或黄褐色。气微，味微苦。

［质地］硬而脆或柔韧。

［断面］棕黄色，有多数黄白色维管束，排列成圆环状，皮层和髓部蜂窝状通气组织明显。

［气味］气微，味微苦。

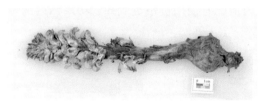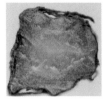

图 2-24　列当药材性状及局部放大图

三、混淆原因解读

肉苁蓉及其同科植物多数具有补肾阳、益精血、润肠通便之功效，民间统称更素有"苁蓉品类"的美誉；与用药习惯、价格上涨等原因导致的混淆现象可归纳为以下两个方面。

（一）物近名似

肉苁蓉在补肾助阳方面的功效卓越，有很强的代表性，已被广大人民群众接受，一些地方用药在功效和形态均类似肉苁蓉时，名称中常会带"苁蓉"二字。例如"盐生肉苁蓉"源自列当科植物盐生肉苁蓉；"沙苁蓉"源自列当科植物沙苁蓉；类似的还有草苁蓉。在混淆品里，盐生肉苁蓉的质地、气、味和荒漠肉苁蓉最接近。

（二）饮片掺假

肉苁蓉是贵重而罕见的寄生药材，国内外市场对肉苁蓉药材的需求呈逐年上升趋势，价格也出现明显上涨。与价格上涨有关的主要混用情况有使用价格更低的、功效相近的锁阳饮片充作肉苁蓉或掺入肉苁蓉中销售。

第三章

肉苁蓉之用

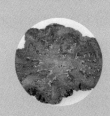

第一节
肉苁蓉的药理作用

肉苁蓉为著名的补益中药，味甘咸，性温质润多液，归肾、大肠经。具有益精血，润肠通便之功效，为阴阳两补之品。常用于治疗男子阳痿、女子不孕、腰膝冷痛、便秘等症。《神农本草经》中初次记载："肉苁蓉主五劳七伤，补中，除茎中寒热痛，养五脏，强阴，益精气，多子，妇人癥瘕。"并将其列为上品。《本草汇言》中有云："肉苁蓉，养命门，滋肾气，补精血之药也。男子丹元虚冷而阳道久沉，妇人冲任失调而阴气不治，此乃平补之剂，温而不热，补而不峻，暖而不燥，滑而不泄，故有从容之名。"在民间，肉苁蓉主要应用在两个方面，一方面由于其味甘能补，甘温助阳，质润滋养，咸以入肾，为补肾阳、益精血之良药，常用于肾阳亏虚、精血不足之阳痿早泄、宫冷不孕、腰膝酸痛、痿软无力。另外，由于肉苁蓉质润入大肠，可润肠通便，故亦用于肠燥津枯便秘。

肉苁蓉的化学成分主要有苯乙醇苷类，环烯醚萜及其苷类、木脂素及其苷类、多糖以及单萜苷类、生物碱等。其中苯乙醇苷类和多糖是其主要化学成分和活性成分，也是肉苁蓉发挥作用的物质基础。现代研究表明，肉苁蓉具有抗衰老、提高性功能、提高学习记忆能力、抗老年痴呆症和帕金森症、调节免疫功能、抗疲劳、通便、保肝等多方面作用。

一、抗氧化、抗衰老作用

衰老是由于外界和体内的诸多原因所造成的，例如环境污染、精神紧张等，是机体各种生化反应的总和表现。衰老机制现在已经有许多学说，其中具有代表性的为自由基、线粒体、端粒、基因等学说。

大量研究表明衰老与自由基引起的生物膜脂质过氧化膜结构损伤和功能失活有密切关系。正常情况下，超氧化物主要由超氧化物歧化酶（SOD）清除，随着年龄增大，衰老机体的 SOD 减弱，抗氧化剂减少，自由基损伤因素增加，导致机体衰老。研究发现肉苁蓉提取物能明显增强小鼠血清 SOD 活性，降低其血浆、脑及肝组织中脂质过氧化物的含量和脑组织中单胺氧化酶（MAO）的活性，并且呈现出量效关系，表明肉苁蓉可能通过上述机制产生抗衰老作用。肉苁蓉总苷（General Cistanosides，GCs）对小鼠组织的抗氧化作用很强，能显著提高脑、肾组织中 SOD 活性，并显著降低各组织丙二醛（MDA）及脂褐质含量，有清除体外自由基和对羟基自由基引起的 DNA 损伤的保护作用。推测其清除自由基作用可能是其抗衰老、抗辐射损伤与保护心肌缺血的机制之一，进一步研究表明，苯乙醇苷总苷是主要的活性成分。肉苁蓉多糖亦能显著引起小鼠延长皮肤衰老，提高免疫，激活 SOD 及降低体内脂褐质堆积作用；同时能提高肝脏抗氧化能力，减少肝脏线粒体氧化损伤，而达到延缓衰老的目的。

此外，肉苁蓉总苷可以通过调节衰老小鼠机体氧化/抗氧化功能的平衡，而起到延缓衰老的作用。肉苁蓉醇溶成分能显著提高衰老模型大鼠肝脏 Ca^{2+}–ATP 酶活性，肝线粒体膜流动性，显著降低肝线粒体 MDA 含量、磷脂酶 A2（PLA2）活性，对衰老模型大鼠肝线粒体具有保护作用。

二、抗疲劳、增强体力作用

肉苁蓉具有提高大鼠运动能力和心肌线粒体抗氧化酶活性的作用，从而减轻自由基对心肌线粒体膜和浆网膜造成损伤，抑制大强度力竭运动造成的心肌线粒体氧化损伤，延缓疲劳。肉苁蓉的抗疲劳作用机制可能通过增强机体携氧、防止氧化损伤等实现。

观察肉苁蓉对负重游泳小鼠肝组织结构和糖原的影响，结果表明肉苁蓉可保护负重游泳小鼠肝细胞和内皮细胞损伤，促进肝糖原合成，降低乳酸脱氢酶同工酶 5（LDH5）的活性，上调一氧化氮合酶 3（NOS–3）的表达，发挥保护肝脏和促进体能恢复抗疲劳作用。肉苁蓉水煎液对小鼠的跳台潜伏期和游泳时间的延长有增强的作用，降低小鼠负荷运动后血清肌酸激酶升高幅度。对小鼠负荷运动后骨骼肌超微结构的观察，细胞膜通透性维持正常，肌纤维结构未见明显损伤，这都证实肉苁蓉具有增强体力和抗疲劳作用。观察肉苁蓉对阳虚小鼠体重、自主活动、游泳时间、运动后血乳酸（LAC）和尿素氮（BUN）的影响，发现肉苁蓉水煎液能明显增加肾阳虚小鼠体质量、自主活动次数，并能显著延长小鼠游泳的死亡时间和首次下沉时间，降低运动后 LAC、BUN 含量，降低 MDA 含量，升高 SOD 以及谷胱甘肽过氧化物酶的活性，提示肉苁蓉水煎液对肾阳虚小鼠具有明显的抗疲劳作用，其作用机制可能和肉苁蓉抗氧化的功效有关。

复方管花肉苁蓉片亦有抗疲劳的作用。复方管花肉苁蓉片给药 30 天后明显观察到小鼠负重游泳时间被延长，增加小鼠肝糖原储备量，降低小鼠运动后血清尿素水平，表明其具有抗疲劳作用，可用于抗疲劳保健品的开发。

三、通便利尿作用

中医认为，肉苁蓉入肾和大肠经，补肾助阳以润燥通便，有润肠养血、利尿通便之功。肉苁蓉药物的水煎剂具有明显的通便作用，可改善肠蠕动，抑制大肠的水分吸收，缩短排便时间，对老年习惯性便秘、体虚便秘和产妇产后便秘疗效显著。中医药的治疗中肉苁蓉常用于胃肠道疾病，特别是在中、老年便秘中广泛应用。

目前，肉苁蓉对消化系统的作用在临床上仅局限于其通便功能。通便的活性成分可能为总寡糖和半乳糖醇。便秘表现为排便次数减少、粪便干硬和（或）排便困难。研究发现荒漠肉苁蓉和管花肉苁蓉均可明显地促进小鼠大肠蠕动、抑制大肠水分吸收、缩短排便时间，能引起大鼠胃底条和豚鼠回肠的收缩，并能被阿托品抑制，两者作用强度相似，提示二者具有拟胆碱活性，与通便作用有关。肉苁蓉总提取物能缩短阳虚便秘模型大鼠首粒粪便的排便时间，增加排便量，增强结肠的收缩功能，升高血清胃动素和血管活性肠肽含量。有研究表明半乳糖醇为肉苁蓉通便的主要有效成分。另有临床试验表明，单味肉苁蓉用于治疗血液透析所致便秘具有良好的临床疗效。单味肉苁蓉煎剂既能有效改善排便，且其作用持久，未发现腹痛腹泻等不良反应。

此外，研究考察了肉苁蓉对大鼠排尿进程的影响，发现它可明显增加大鼠的排出尿量，减少残余尿量，而对总尿量和排尿时膀胱压力阀值无明显影响，表明肉苁蓉有益于膀胱尿液的排空，改善排尿功能。

四、肝脏保护作用

肝脏是机体物质代谢和生物转化的重要器官，研究表明肉苁蓉对肝脏具有一定的保护作用。

肉苁蓉提取物可以增强 ATP 酶活性，维持细胞线粒体膜电位，提高肝脏抗氧化作用，减少脂质过氧化产物，减轻线粒体氧化损伤，保护肝细胞。肉苁蓉乙醇总苷阻断 PDGF/ERK 1/2 通路，抑制肝星状细胞的增殖，具有抗肝纤维化的作用和良好的保肝功能。肉苁蓉乙醇提取物对衰老模型大鼠肝线粒体有保护作用，能降低急性肝损伤小鼠血清中丙氨酸氨基转移酶、天冬氨酸氨基转移酶和 MDA 含量，同时提升小鼠的超氧化歧化酶活力水平，显著升高肝组织中谷胱甘肽活性，肝组织变性明显减轻，改善肝脏能量代谢，提示具有很好的保肝作用。肉苁蓉多糖具有明显的抗脂质过氧化功能，可防止亚急性衰老小鼠的组织脂质过氧化损伤。

大鼠注射四氯化碳（CCl_4）后血清谷草转氨酶（AST）、谷丙转氨酶（ALT）水平和组织 MDA 含量明显升高，SOD 活性则显著下降；同时伴有组织天冬氨酸蛋白水解酶 -3（caspase-3）活性增强和肿瘤坏死因子 α（TNF-α）水平升高，HE 染色证实有严重肝损伤表现。肉苁蓉水煎液及提取物能明显抑制由 CCl_4 诱导的 ALT、AST 升高倾向，有防止 CCl_4 所致的肝中毒作用。另有研究表明，肉苁蓉保肝作用的有效成分为毛蕊花糖苷、异毛蕊花糖苷、2'-乙酰基毛蕊花糖苷和松果菊苷，均能显著抑制 NADPH-CCl_4 诱导的肝细胞微粒体中脂质过氧化和细胞中天冬氨酸转氨酶的释放，并减轻 CCl_4 和 D- 半乳糖胺（D-GaIN）诱导的肝细胞毒性。其中松果菊苷对 CCl_4 诱导的急性肝损伤的防治作用机制可能与能有效减少自由基生成和抗脂质过氧化作用有关。

另外，有研究结果显示，肉苁蓉总苷可通过减少自由基的产生，增强对自由基及其代谢产物的清除能力，从而抑制脂质过氧化，起到对酒精性肝损伤的保护作用。其作用机制可能是使凋亡抑制基因 Bcl-2 表达增加，促凋亡基因 c-fos 表达减少，凋亡和坏死减少，细胞存活率增加。

五、免疫调节作用

肉苁蓉是一种调节机体免疫功能的名贵中药，具有能兴奋垂体、肾上腺皮质或类似肾上腺皮质激素样作用，对机体多种免疫器官、免疫细胞和免疫因子都有很强的作用。

D-半乳糖致衰小鼠免疫功能明显下降，表现为淋巴细胞转化能力、CD4$^+$T细胞和CD8$^+$T细胞含量、外周血IL-2含量、腹腔巨噬细胞吞噬功能、自然杀伤细胞活性均明显降低；肉苁蓉总苷能提高模型小鼠淋巴细胞转化能力、腹腔巨噬细胞吞噬功能、自然杀伤细胞活性、CD4$^+$T细胞和CD8$^+$T细胞含量、外周血IL-2含量，表明肉苁蓉总苷可明显增强D-半乳糖致衰小鼠的免疫功能。其中苯乙醇苷可以增强溶血素和纤维蛋白原值，提高机体的非特异性免疫功能；松果菊苷能促进衰老小鼠胸腺和脾脏质量的增加，具有增强免疫力的作用。

肉苁蓉多糖提取物在不同剂量条件下给药结果显示均能刺激小鼠脾脏、胸腺淋巴细胞增殖，此外提高小鼠腹腔吞噬作用的吞噬率，并呈剂量依赖效应，当药物浓度在每毫升100μg时诱导脾脏淋巴细胞分泌IL-2，并增加胸腺细胞内Ca^{2+}浓度。高浓度的Ca^{2+}能促进激活T细胞核因子的生成，刺激IL-2的合成分泌，最终引起T细胞的增殖。此外，肉苁蓉多糖可促进巨噬细胞产生白细胞介素-1（IL-1）、淋巴细胞释放IL-2、活化自然杀伤细胞及T细胞表面标志

CD3、CD4、CD8 表达，对小鼠的细胞免疫功能具有显著调节作用。较高浓度的肉苁蓉多糖既可对抗高浓度肿瘤坏死因子 β（TNF-β）对淋巴细胞增殖的抑制作用，又可协同低浓度 TNF-β 对淋巴细胞的增殖产生促进作用，还能对抗异丙肾上腺素（ISO）、地塞米松（DXMS）对淋巴细胞增殖的抑制作用。

另外，性激素通过多种非传统的靶点影响免疫系统，如非胸腺的淋巴器官、中枢神经系统、巨噬细胞 – 巨红血球系统或骨骼系统，推测肉苁蓉也可通过促进睾酮的合成来影响免疫系统，然而高水平的雄性激素也会导致一些不良反应。因此，肉苁蓉的作用有待进一步考察。

六、激素、内分泌调节作用

肉苁蓉是名贵的补药，具有补肾壮阳、强肝肾、益精气等作用。研究发现，肉苁蓉中补肾壮阳的有效成分是苯乙醇苷类成分，如松果菊苷、洋丁香酚苷类等。肉苁蓉的补肾作用与一般补肾药如淫羊藿、巴戟天等不同，肉苁蓉补肾而不伤阴，长期服用一般不会出现上火、口干等症状，故李时珍谓其曰"补而不竣，故有从容之兮"，其意为从容补肾。肉苁蓉补肾男女皆宜，故其既可治疗男子阳痿，也可治疗女子不孕。由于肉苁蓉确切的补益作用，成为历代医家处方中最常用的补益药之一。

肾阳虚证与下丘脑 – 垂体 – 靶腺轴系统的功能低下或功

能障碍密切相关。肉苁蓉的补肾作用主要是通过对人体神经内分泌系统的调节和控制中心——下丘脑的老化有调整作用来实现的，从而改善阳虚动物的营养、体重、耐力和抗寒力等。其活性成分之一的苯乙醇苷类，通过两种途径对生殖系统起到作用：一是增强下丘脑-垂体-肾上腺轴的功能，促进体内相关递质和激素释放，提高性欲；二是通过抗疲劳、提高身体功能而发挥作用。用醋酸氢化可的松制成小鼠"阳虚"动物模型，发现给予肉苁蓉提取物的小鼠肾上腺皮质均未见萎缩现象，束状带细胞的厚度接近正常，肾脏亦未见异常，由此可知动物在较长时期使用皮质激素的同时，加用补肾壮阳的中药肉苁蓉醇提物可防止单用激素所引起的肾上腺皮质萎缩。

肉苁蓉水煎液能促进睾丸生精功能，改善附睾的微环境。肉苁蓉中的麦角甾苷和甜菜碱具有雄性激素作用，能显著增加去势大鼠精囊前列腺的重量，且无使胸腺萎缩的性激素不良反应。毛蕊花糖苷能增加包皮腺和提肛肌的重量，还可显著缩短"肾阳虚"模型小鼠阴茎勃起潜伏期，增加精子数量，提高性器官脏器系数，改善睾丸形态结构。肉苁蓉苯乙醇苷对试验大鼠精子膜的脂质过氧化损伤有干预作用，对精子膜结构和功能有保护作用。另有研究表明肉苁蓉苯乙醇苷对环磷酰胺所致小鼠生精障碍具有明显的治疗作用，其机制可能与其能升高雄性大鼠睾酮合成路径的关键酶 CYP11A1 和 CYP17A1 在睾丸间质细胞中的蛋白表达水平有关，从而提高大鼠血清中的睾酮和孕酮水平。

另有发现肉苁蓉可使实验组大鼠子宫重量、卵巢、垂体前叶的重量明显增加，对卵巢功能有所衰退的大鼠的性腺轴的形态和功能都有较大的影响。肉苁蓉苯乙醇苷能改善围绝经期模型大鼠子宫、卵巢、胸腺和脾脏的病变情况；能提高其性激素水平，如血清雌二醇（E2）以及睾酮（T）；提高相关性激素受体含量，如下丘脑中雄激素受体（AR）和下丘脑、垂体、子宫中雌激素受体（ER）。

七、抗骨质疏松作用

骨质疏松症是一种全身性代谢性骨骼疾病，是由于骨量减少，骨组织微观结构退化，进而导致骨的脆性增加，易于发生骨折。成骨细胞（Osteoblast，OB）骨形成与破骨细胞（Osteoclast，OC）骨吸收之间的平衡是维持骨组织不断更新、保持骨质量的基本过程，成骨能力下降而骨吸收加快是骨质疏松症的主要病理基础。可见促进成骨细胞增殖、分化，改善成骨细胞功能和调节骨重建，对治疗骨质疏松症具有重要意义。

肉苁蓉通过提高性激素水平、调节钙磷代谢平衡、抗氧化作用、影响细胞因子、补充矿质元素等方面直接或间接影响成骨细胞、破骨细胞活性，从而起到预防和治疗骨质疏松的作用。实验研究表明，肉苁蓉水提物可以增加骨小梁形态和数目，具有治疗骨质疏松的功效，可能是通过调节被切除卵巢小鼠血清中的 TRAP、BGP 和骨髓中的 1mRNA、Smad5 mRNA、TGF-β1 mRNA 和 TIEG1 mRNA 的表达水平。

另有实验表明，骨形态发生蛋白（Bone morphogenetic protein，BMP）属于转化生长因子 -β（Transforming growth factor β，TGF-β）超家族成员。BMP 是一种可溶的、低分子跨膜糖蛋白，是唯一能够诱导异位成骨的因子，其中 BMP2 是最主要的骨形成调控因子，具有最高的成骨活性，而碱性磷酸酶（ALP）是成骨细胞分化的特异性标志之一，骨形成时成骨细胞可分泌大量的 ALP 参与骨的矿化，因此，ALP 活性可以反映成骨细胞的活跃状况。实验研究发现肉苁蓉中苯乙醇苷类的两个主要成分麦角甾苷和松果菊苷对大鼠成骨细胞 BMP2 表达均有促进作用，并且能促使大鼠颅骨成骨细胞的胞浆中合成 ALP。

骨髓间充质干细胞（BMSCs）是骨髓基质的组成成分，具有向成骨细胞、软骨细胞、神经细胞、脂肪细胞、心肌细胞等多向分化的能力，作为组织工程的种子细胞和诱导因子对治疗骨质疏松、骨折不愈合将有良好的前景。运用全骨髓培养法培养原代 BMSCs，通过实验研究发现肉苁蓉具有促进 BMSCs 增殖和诱导其向成骨分化的作用，且具有良好的治疗骨质疏松、骨折不愈合的作用。

八、对神经系统的作用

中枢神经退行性疾病的发病机制复杂。迄今为止，约有近 70 种化合物从肉苁蓉属植物中分离出来，主要包括苯乙醇苷类、环烯醚萜及其苷类、木脂素及其苷类以及生物碱和糖类等其他成分。其中，文献报道明确具有神经保护作用的单体有 4 个，即麦角甾苷、松果菊苷、管花苷 B 和紫葳新苷。可能含有上述单体成分的非单体成分如肉苁蓉总苷、苯乙醇苷类和多糖类等也显示出神经保护活性。

肉苁蓉具有抑制神经细胞凋亡的作用。细胞凋亡对于神经系统的发育非常重要，与脑血管病和一些神经退行性疾病如阿尔茨海默病（Alzheimer disease，AD）、帕金森病（Parkinson disease，PD）等发病机制有密切关系，是这些疾病中神经元死亡的共同机制。在神经元的凋亡过程中，氧化应激、线粒体膜电位下降尤为关键。松果菊苷、管花苷 B 可以抗活性氧自由基损伤，抑制细胞内活性氧自由基的生成和含半胱氨酸的 Caspase-3 活性的升高，并维持线粒体膜电位的高能状态，从而抑制肿瘤坏死因子 α 诱导神经母细胞瘤细胞凋亡。

肉苁蓉对缺血性脑损伤有保护作用。脑缺血再灌注损伤是一个复杂的级联反应，与兴奋性氨基酸（EAA）释放增加、细胞内钙失稳态、能量障碍、免疫炎性反应、自由基生成、NO 大量释放及凋亡基因激活等多个环节有关。松果菊苷可降低由脑缺血所致的纹状体细胞外液中单胺类神经递质的升高作用，降低脑缺血过程中纹状体细胞外液中 EAA 类神经递质，降低脑缺血后的梗死范围，改善脑缺血后由于自由基损伤等因素造成的神经损伤、细胞合成功能下降导致的酶的合成障碍，增加胆碱酯酶（AChE）活性，改善乙酰胆碱（ACh）的代谢状况，增加 ACh 含量，降低胆碱含量，恢复胆碱能神经递质水平。

肉苁蓉对 AD 有一定的治疗作用。AD 是一种以进行性认知障碍和记忆力损伤为主要临床表现的中枢神经系统退行性病变。其主要病理有胆碱能系统损伤、Aβ 沉积、微管相关蛋白异常磷酸化、神经元纤维缠结、氧化应激及钙稳态失衡等。肉苁蓉总苷胶囊可通过阻断淀粉样沉积、逆转胆碱能和海马多巴胺神经元功能来改善 Aβ 诱导的认知功能障碍，明显改善患者的认知能力、生活自理能力，减慢痴呆进展，从而治疗 AD。

肉苁蓉对 PD 亦具有一定的治疗作用。PD 是一种常见于中老年人群的神经退行性疾病，其病理学特征是脑部纹状体 - 黑体变性，胞浆内出现特征嗜酸性包涵体以及由此导致的纹状体多巴胺（DA）含量降低。苯乙醇总苷可显著改善 PD 模型小鼠的行为学特征，提高纹状体内 DA 的含量及黑质部位酪氨酸羟化酶的表达。松果菊苷通过抗氧化而减少氧化应激导致的胆绿素还原酶 B 的升高，保护 DA 能神经元免受氧化应激损伤，抑制 PD 小鼠黑质中多巴胺能神经元、DA 及其转运体的减少，提高神经胶质细胞衍生的营养因子和脑源性神经营养因子 mRNA 及蛋白质的表达水平，减少细胞凋亡、降低 Bax/Bcl-2 mRNA 及蛋白的比例，治疗 PD。

肉苁蓉对血管性痴呆（VaD）有治疗作用。VaD是指由一系列脑血管因素导致脑组织损害引起的、以认知功能减退为特征的一组临床综合征。VaD是目前唯一可防治的痴呆，早期治疗有可能逆转。有研究对37例VaD患者口服肉苁蓉总苷的疗效进行了临床观察，发现肉苁蓉总苷可明显改善VaD患者的认知功能、日常生活自理能力，降低痴呆程度。其机制可能是通过保护海马神经元，提高VaD大鼠皮层、海马组织中胆碱乙酰转移酶（ChAT）和AChE活性，改善ACh的代谢状况，改善脑缺血后自由基损伤因素造成的细胞合成功能下降导致的酶的合成障碍，改善酶的活性，使ChAT、AChE活性增加而实现的。

此外，肉苁蓉还可以改善学习记忆功能，可促进记忆、改善化学药物所造成的记忆损害。肉苁蓉提取物可以增加大鼠神经胶质瘤C6细胞中神经生长因子的水平，促进大鼠嗜铬细胞瘤PC12细胞的轴突生长，还能刺激小鼠皮层和海马中神经生长因子的分泌，促进海马神经元的分化、轴突生长和突触形成，从而显著提高学习记忆能力。肉苁蓉总苷可调节与记忆有关的递质系统，增加其递质合成酶的活性，改善正常小鼠的学习记忆功能。肉苁蓉多糖可通过提高突触可塑性相关蛋白的表达水平，促进形成突触、增加突触、增加突触可塑性、改善学习记忆障碍。

九、其他作用

除上述药理作用外，肉苁蓉还显示出其他活性。

肉苁蓉提取物对心脏有明显的保护作用。有研究表明，肉苁蓉总苷能明显改善缺血心电图、减小心肌梗死面积、提高心肌组织磷酸肌酸激酶活性，具有缺血心肌保护作用，对离体大鼠心脏缺血再灌注损伤、心脏缺血、阿霉素所致小鼠心肌毒性等都具有一定的心肌保护作用。另有报道肉苁蓉对异丙肾上腺素所致小鼠心肌损伤具有保护心肌损伤和抗脂质过氧化作用。

此外，肉苁蓉还有抗辐射的作用。观察肉苁蓉总苷对小鼠经 Coγ 射线照射后胸腺、脾、睾丸超微结构变化的影响，结果表明辐射损伤后小鼠胸腺、脾、睾丸生物膜及细胞器受到不同程度的损伤，肉苁蓉总苷可促进其恢复，可推断出肉苁蓉总苷对受照小鼠敏感器官超微结构有保护作用，且其机制可能与抗氧化、促进 DNA、RNA 合成有关。肉苁蓉还可通过抑制外周血白细胞、网织红细胞、骨髓有核细胞、脾集落数的减少，实现对受照小鼠敏感器官超微结构、脾和造血系统的保护作用。肉苁蓉总苷还能增强受照小鼠迟发型超敏反应，增加胸腺指数，增强 T 淋巴细胞增殖反应和 IL-2 的活性，对辐射损伤小鼠的 T 淋巴细胞功能具有较强的保护作用。

肉苁蓉在抗病毒抗肿瘤方面也表现出一定的作用。研究发现肉苁蓉多糖能显著增加外周血中干扰素 γ（IFN-γ）的含量，IFN-γ 与细胞表面的相应受体结合后可诱导细胞合成抗病毒蛋白，从而抑制病毒的繁殖。IFN-γ 还可增强或发动宿主对肿瘤细胞的免疫反应，促进免疫细胞产生细胞不良反应，杀伤肿瘤细胞。肉苁蓉多糖能明显抑制 lewis 肺癌和 S180 肉瘤，可能是通过提高自然杀伤细胞和 IL-2 的活性实现的。目前肉苁蓉多糖已成为肿瘤治疗的辅助药物，但具体作用机制还有待研究。

结语

可见，肉苁蓉具有抗衰老、护肝、缓解疲劳、抗骨质疏松以及润肠通便等功效。现代毒理学研究表明肉苁蓉及其提取物对人体安全无毒性。随着研究技术的进展，部分肉苁蓉的功效研究成果已转化为产品。由国家药品监督管理局批准的以肉苁蓉为原料的国内保健产品共 46 个，缓解体力疲劳产品 22 个，免疫调节产品 22 个，延缓衰老产品 7 个，改善记忆、增加骨密度和改善胃肠道功能产品 1 个。缓解疲劳产品和免疫调节产品的功效成分主要是粗多糖、松果菊苷、毛蕊花糖苷以及总黄酮等，延缓衰老产品的功效成分为粗多糖。产品多为保健酒、胶囊、健康茶、口服液、饮片等。

第二节
肉苁蓉的制剂

一、肉苁蓉制剂概况

肉苁蓉因其具有补肾阳、益精血、润肠通便的功效，使用历史悠久，常用于治疗肾阳不足、精血亏虚、男子阳痿、女子不孕、带下、血崩、腰膝酸软、筋骨无力、肠燥便秘等症。

近年来，随着人民生活水平的提高，肉苁蓉作为药食同源的滋补佳品越来越被重视，对其相应的研究亦日益增多。现代化学成分及药理作用研究表明，肉苁蓉主要含有苯乙醇苷类、环烯醚萜类、木脂素类、多糖类、生物碱类、挥发油类等多种活性成分。其中，苯乙醇苷类是其主要化学成分，具有补肾壮阳、抗氧化、抗衰老、提高免疫力、增强记忆力之功效；环烯醚萜类具有抗菌、抗病毒、抗氧化、保肝、利胆、通便及镇静等多种生物活性；多糖类化合物是肉苁蓉补肾壮阳、提高免疫、通便、抗衰老、镇静止痛等作用的有效物质。

含肉苁蓉的制剂剂型主要有胶囊剂、丸剂、片剂、颗粒剂、散剂、合剂、酒剂、膏剂、煎膏剂。中药常见剂型介绍如下。

（一）胶囊剂

胶囊剂是原料药物或与适宜辅料充填于空心胶囊或密封于软质囊材中制成的固体制剂。此类剂型可分为硬胶囊剂、软胶囊剂（胶丸剂）、缓释胶囊剂、控释胶囊剂和肠溶胶囊剂。含肉苁蓉的胶囊剂大多为硬胶囊剂，如三宝胶囊、天麻醒脑胶囊、天紫红女金胶囊、壮骨伸筋胶囊、便通胶囊、健脑胶囊、蛤蚧补肾胶囊和温胃舒胶囊等。

（二）丸剂

丸剂是原料药物与适宜的辅料制成的球形或类球形的固体制剂。中药丸剂包括蜜丸、水蜜丸、水丸、糊丸、蜡丸、浓缩丸和滴丸等。一般情况下，丸剂的溶出速率较为缓慢，可以延长药效、缓解药物的刺激性。此剂型制法简单，服用方便。常见含肉苁蓉的丸剂有三肾丸、五仁润肠丸、石斛夜光丸、全鹿丸、抗骨增生丸、健脑丸、锁阳固精丸等。

（三）片剂

片剂是原料药物或与适宜的辅料制成的圆形或异形的片状固体制剂。中药还有浸膏片、半浸膏片和全粉片等。按给药途径及制法分为口服片、口腔用片剂、外用片。口服片又分为普通压制片、包衣片、咀嚼片、泡腾片、分散片、多层片、缓释片、控释片等。口腔用片剂分为口含片、舌下片、口腔贴片。外用片分为阴道用片、外用溶液片。肉苁蓉片剂多数为含肉苁蓉的复方制剂，基本均为包衣片。包衣片是在压制片表面包有衣膜的片剂，一般分为薄膜衣片和糖衣片，具有减少外界环境对药物的影响、保护药物、稳定质量、掩盖不良气味、减少药物刺激、防止吸湿等作用。常见的有男康片、便通片、障眼明片、三宝片、佳蓉片、仙茸壮阳片、参茸复春片。

（四）颗粒剂

颗粒剂是原料药物与适宜的辅料混合制成具有一定粒度的干燥颗粒状制剂。按溶解性和溶解状态分为可溶颗粒（通称为颗粒）、混悬颗粒、泡腾颗粒、肠溶颗粒、缓释颗粒和控释颗粒等。肉苁蓉的颗粒剂多为肉苁蓉和多种药物制成的复方制剂，如丹杞颗粒、温胃舒颗粒、抗骨增生颗粒、石斛夜光颗粒、苁蓉益肾颗粒等。

（五）散剂

散剂是原料药物或与适宜的辅料经粉碎、均匀混合制成的干燥粉末状制剂。按照药物组成可分为单味散剂和复方散剂两种。肉苁蓉粉、管花肉苁蓉粉、肉苁蓉饮片（破壁）即属于单味散剂。复方肉苁蓉粉为临床常用其他中药粉与肉苁蓉粉混合制成的散剂，如固肾补气散。散剂的特点是比表面积大、易分散、奏效迅速、制备简单、服用方便，适用于医院制剂，是临床外科和内科常用的一种剂型。由于散剂是粉末，易吸潮结块、霉变，故应当在密闭、干燥、阴凉环境下贮存。

（六）合剂

合剂是饮片用水或其他溶剂，采用适宜的方法提取制成的口服液体制剂（单剂量灌装者也可称"口服液"）。含肉苁蓉的合剂主要有华容口服液、仙茸壮阳口服液、苁蓉通便口服液、六味西红花口服液、参茸强肾口服液、复方蛤蚧口服液等。

（七）酒剂

酒剂是饮片用蒸馏酒提取制成的澄清液体制剂。内服酒剂是以谷类酒为原料，可加入适量的糖和蜂蜜调味，在贮存期间允许有少量摇之易散的沉淀。含肉苁蓉的酒剂比较多，如七味苁蓉酒、三肾温阳酒、健身药酒、加味龟龄集酒、参茸三七酒、参茸多鞭酒、回春酒、壮元补身酒等。

▶ 视频 3-1

苁蓉酒的灌装

（八）膏药

膏药是饮片、食用植物油与红丹（铅丹）或官粉（铅粉）炼制成膏料，摊涂于裱褙材料上制成的供皮肤贴敷的外用制剂。前者称为黑膏药，后者称为白膏药。含肉苁蓉的膏药如保真膏、腰肾膏等。

（九）煎膏剂（膏滋）

煎膏剂是饮片用水煎煮，取煎煮液浓缩，加炼蜜或糖

（或转化糖）制成的半流体制剂。煎膏剂应无焦臭、异味，无糖的结晶析出。一般煎膏剂应密封，至阴凉处贮存。含肉苁蓉的煎膏剂有润肠宁神膏、添精补肾膏等。

目前以肉苁蓉为主的制剂较多，极大地丰富了临床选择，临床常用的肉苁蓉制剂如下。

❶ 苁蓉益肾颗粒

【组成】五味子（酒制）、茯苓、盐车前子、酒苁蓉、菟丝子（酒炒）、制巴戟天。

【功效主治】补肾填精。用于肾气不足，腰膝酸软，记忆减退，头晕耳鸣，四肢无力。

【出处】《中华人民共和国药典》。

❷ 便通胶囊

【组成】麸炒白术、肉苁蓉、当归、桑椹、枳实、芦荟。

【功效主治】健脾益肾，润肠通便。用于脾肾不足，肠腑气滞所致的便秘。症见：大便秘结或排便乏力，神疲气短，头晕目眩，腰膝酸软；习惯性便秘，肛周疾病见上述证候者。

【出处】《中华人民共和国药典》。

❸ 抗骨增生丸

【组成】熟地黄、狗脊（盐制）、淫羊藿、炒莱菔子、牛膝、酒肉苁蓉、女贞子（盐制）鸡血藤、骨碎补。

【功效主治】补腰肾，强筋骨，活血止痛。用于骨性关节炎肝肾不足、瘀血阻络证，症见关节肿胀、麻木、疼痛、活动受限。

【出处】《中华人民共和国药典》。

❹ 添精补肾膏

【组成】党参、淫羊藿茯苓、酒肉苁蓉、当归、盐杜仲、锁阳（酒蒸）、龟甲胶、制远志、炙黄芪等。

【功效主治】温肾助阳，补益精血。用于肾阳亏虚、精血不足所致的腰膝痠软、精神萎靡、畏寒怕冷、阳痿遗精。

【出处】《中华人民共和国药典》。

❺ 苁蓉通便口服液

【组成】肉苁蓉、何首乌、枳实（麸炒）、蜂蜜。

【功效主治】滋阴补肾，润肠通便。主治中、老年人、病后产后等虚性便秘及习惯性便秘。

【出处】《新药转正标准》。

❻ 七味苁蓉酒

【组成】肉苁蓉、锁阳、枸杞子、淫羊藿、菟丝子、玉竹、大枣。

【功效主治】补肾助阳，益精润燥。适用于脾肾阳虚所致的腰膝酸痛，畏寒肢冷，神疲健忘等症。

【出处】国家药品标准。

二、肉苁蓉制剂与服用建议

（一）肉苁蓉制剂的贮藏保存

贮藏保存方面，肉苁蓉含糖较多，极易吸潮结块，肉苁蓉粉一定要在密封保存，最好用密闭罐保存，如发现吸湿结块但未发生霉变，可以继续服用，一旦发现霉变应立即停止服用。含肉苁蓉的复方制剂多以密闭、置阴凉干燥处保存为主。几种常见肉苁蓉制剂的贮藏条件如下。

·三宝胶囊、三宝片、三才封髓丸、抗骨增生颗粒等胶囊剂、片剂、丸剂、颗粒剂均需密封保存。

·丹杞颗粒应密封，置阴凉干燥处（不宜超过20℃）保存。

·鹿蓉颗粒、保真膏应密闭，置阴凉干燥处保存。

·润肠宁神膏、添精补肾膏、益肾壮阳膏、六味西红花口服液、金刚口服液、三肾温阳酒、参茸三七酒应密封，置阴凉处贮藏。

·腰肾膏应密闭，避光，置阴凉干燥处保存。

·苁蓉通便口服液应密封，避光保存。

·健身药酒应遮光，密封，置阴凉处保存。

（二）含肉苁蓉的制剂

含有肉苁蓉的中药制剂多达200多种，大致可分为单味制剂和复方制剂。单味制剂有肉苁蓉粉、管花肉苁蓉粉、肉苁蓉饮片（破壁），功效主治相同，均具有补肾阳、益精血、润肠通便的功效。适用于阳痿、不孕、腰膝酸软、筋骨无力、肠燥便秘等症。含肉苁蓉的复方制剂涉及的剂型有胶囊剂、丸剂、片剂、颗粒剂、散剂、合剂、酒剂、膏剂等，不同剂型各有利弊。药物制成制剂的目的是防治和诊断疾病的需要，保证药物用法和用量的准确，增强药物稳定性，利于药物使用、贮存和运输的方便，降低药物的毒性和不良反应，延长药物的生物利用度等。中药剂型也越来越丰富，制剂数量也日益增多。药智网统计到，涉及肉苁蓉的制剂类型有 10 余种。肉苁蓉主要以传统剂型为主，涉及新剂型较少。随着科学的发展，有科研人员正在应用纳米制剂工艺对复方苁蓉精进行纳米微粉新剂型的研究。几种常见的肉苁蓉制剂如下。

❶ 肉苁蓉粉或管花肉苁蓉粉

【制法】取肉苁蓉药材，净选、洗净、干燥、粉碎成中粉，即得。

【功效主治】补肾阳、益精血、润肠通便。适用于阳痿、不孕、腰膝酸软、筋骨无力、肠燥便秘等症。

【服用方法】制剂用 6~9g，吞服 2~3g，密封保存。

❷ 肉苁蓉饮片（破壁）

【制法】取肉苁蓉药材，净选、洗润、切药、灭菌、干燥、粗粉碎、超微粉碎成破壁粉体，混匀，分装，即得。

【功效主治】补肾阳、益精血、润肠通便。适用于肾阳不足、精血亏虚、阳痿不孕、腰膝酸软、筋骨无力、肠燥便秘等症。

【服用方法】吞服或冲泡服用。日用量为6~10g。每日1~3次，每次1~3g。冲泡服用时可反复冲至无味时连同药渣一起服用。可与其他药物配伍使用，或遵医嘱。密封保存。

❸ 杞蓉片

【制法】由枸杞子、肉苁蓉、锁阳、蛇床子、女贞子、五味子、金樱子、淫洋藿、菟丝子组成，以上9味，锁阳粉碎成细粉，过筛；五味子、蛇床子用60%乙醇回流提取，第一次2小时，第二次1小时，合并提取液，滤过，滤液回收乙醇，浓缩至适量；其余枸杞子等6味加水煎煮二次，第一次3小时，第二次2小时；合并煎液，静置，取上清液浓缩至适量，加入上述五味子清膏充分搅匀，浓缩成稠膏，加锁阳细粉，混匀，干燥，制粒，压制成1000片，包糖衣，即得。

【功效主治】补肾固精、益智安神。适用于肾亏遗精、阳痿早泄、失眠健忘等症。

【服用方法】口服，一次4~6片，一日3次。密封保存。

❹ 生力片

【制法】由人参、肉苁蓉、熟地黄、淫羊藿、枸杞子、荔枝核、沙苑子、丁香、沉香、远志组成。

【功效主治】益气壮阳、填静养阴、安神益智。适用于阳痿、早泄、性欲减退、遗精、神疲乏力、头昏眩晕、耳鸣、失眠多梦、腰酸膝软等症，可提高免疫功能。

【服用方法】口服。每次 2~4 片，每日 3 次，空腹服用。密封，防潮保存。

❺ 九味参蓉胶囊

【制法】由人参、肉苁蓉、淫羊藿、当归、牛肾、女贞子、鹿茸、墨旱莲、桑椹、枸杞子、麝香组成。以上9 味药材，取鹿茸粉碎成细粉；将麝香研细，与鹿茸粉配研，备用；人参用 70% 乙醇加热回流 4 小时，滤过，滤液回收乙醇，备用；药渣与其余肉苁蓉等 6 味药材加水煎煮二次，第一次 3 小时，第二次 2 小时，合并煎液，滤过，滤液浓缩至相对密度 1.10~1.30（80℃）的清膏，与上述人参药液合并，喷雾干燥，与上述细粉混匀，加淀粉，制成颗粒，干燥，装入胶囊，即得。

【功效主治】阴阳双补。适用于阴阳两虚引起的头晕耳鸣、失眠多梦、心悸气短、畏寒肢冷、潮热汗出、腰膝酸软、性机能减退等症。密封保存。

❻ 苁蓉益肾颗粒

【制法】由五味子（酒制）、肉苁蓉（酒制）、茯苓、菟丝子（酒炒）、车前子（盐制）、巴戟天（制）组成。以上6味，五味子、酒苁蓉、菟丝子、制巴戟天等四味加75%乙醇浸泡48小时后，加热回流二次，每次3小时，滤过，合并滤液，回收乙醇，药液备用；药渣与茯苓、盐车前子加水煎煮二次，滤过，合并水煮液，浓缩至相对密度为1.02~1.04（50℃）的清膏，加入乙醇至含醇量达40%，搅匀，静置2~3天，取上清液回收乙醇与上述药液合并，减压浓缩至相对密度为1.32~1.34（50℃）的稠膏，加糊精适量混匀，干燥，粉碎，制成颗粒1000g，即得。

【功效主治】补肾填精。适用于肾气不足、腰膝酸软、记忆减退、头晕耳鸣、四肢无力等症。

【服用方法】开水冲服。一次1袋，一日2次。密封保存。

❼ 五味子丸

【制法】由五味子（酒制）、肉苁蓉（酒制）、茯苓、菟丝子（酒炒）、车前子（盐制）、巴戟天（制）组成。以上6味，粉碎成细粉，过筛，混匀。每100g加末加炼蜜100~120g，制成大蜜丸，即得。

【功效主治】滋补阴气、填精益髓。适用于肾气不足、腰膝疼痛、记忆衰退、头晕耳鸣、四肢无力等症。

【服用方法】口服，一次1丸，一日2次。密封保存。

❽ 润肠宁神膏（煎膏剂）

【制法】由桑椹、玉竹、火麻仁、肉苁蓉组成。

【功效主治】滋阴、润肠、安神。适用于阴血亏虚证引起的便秘兼见失眠等症。用法用量：口服，一次25g，一日3次，一周为1个疗程，或遵医嘱。

【使用注意】偶见用药后轻度腹泻，多可自行缓解。阳明实热或气虚所致便秘者忌用，孕妇慎用。密封，置阴凉处保存。

❾ 保真膏（膏药剂）

【制法】由蛇床子、熟地黄、川楝子（打碎）、地黄、肉桂、苦杏仁、肉苁蓉（酒炙）、甘草、鹿角胶、麝香、冰片、龙骨、蟾酥、赤石脂、阳起石、母丁香、乳香、没药、木香、沉香、雄黄、硫黄组成。以上32味，除麝香、冰片、蟾酥外，龙骨、赤石脂、阳起石、母丁香、乳香、没药、木香、沉香、雄黄、硫黄，分别粉碎成细粉，混匀，过筛，将麝香、冰片、蟾酥研细，与上述粉末配研，混匀。其余蛇床子等19味酌予碎断，与麻油同置锅内炸枯，去渣，滤过，炼至滴水成珠。另取红丹，加入油内，搅匀，待冷至60~70℃时，加入松香使熔化，搅匀，加入上述麝香等13味细粉，搅匀，将膏药油浸入水中。取膏药油置温水中浸泡软化，拧成小球形，包玻璃纸，即得。

【功效主治】温经益肾、暖宫散寒。适用于肾气不固所致梦遗滑精、肾寒精冷、遗淋白浊、腰酸腹痛、妇女子宫寒冷、经血不调，经期腹痛。用法用量：外用，一日1贴；冷天用温水浸泡，热天用凉水浸泡，揭去纸，捏扁放于布块当中，贴脐腹成肾俞穴（后腰）。

【使用注意】孕妇忌贴；忌生冷食物；皮肤对砷制剂过敏、患处有破损或肝肾功能不全者禁用；本品含雄黄，不宜长期、大面积使用；使用本品应定期检查血、尿中砷离子浓度，检查肝、肾功能，如超过规定限度者立即停用；贴后如周围发痒起泡，可将膏药揭下，数日后再贴。密闭，置阴凉干燥处保存。

❿ 苁蓉通便口服液（合剂）

【制法】由肉苁蓉、何首乌、枳实（麸炒）、蜂蜜组成。

【功效主治】滋阴补肾、润肠通便。主治中、老年人病后产后等虚性便秘及习惯性便秘。

【服用方法】口服，一次10~20ml，一日1次。睡前或清晨服用。

【使用注意】孕妇慎用；本品久贮后，可能会出现少量振摇即散的沉淀，可摇匀后服用，不影响疗效。密封，避光保存；年青体壮者便秘时不宜用本药。服用本药出现大便稀溏时应立即停服；服药3天后症状未改善，或出现其他症状时，应及时去医院就诊；对本品过敏者禁用，过敏体质者慎用；本品性状发生改变时禁止使用；

儿童必须在成人监护下使用；如正在使用其他药品，使用本品前请咨询医师或药师。

⑪ 加味龟龄集酒（酒剂）

【制法】由龟龄集药粉、熟地黄、肉苁蓉、薄荷脑组成。以上4味，除薄荷脑外，龟龄集药粉和其余熟地黄等2味分别置容器中，加入适量60°白酒或40°白酒，密闭，温浸10天，放冷，滤过，压榨药渣，榨出液与滤液合并。取冰糖700g，制成糖浆，与上述药液合并，搅匀。薄荷脑加少量白酒使溶解，加入上述药液中，搅匀。加白酒使全量达6000g，加水调整含醇量，静置，滤过，灌封，即得。

【功效主治】补脑固肾、强壮机能、延年益寿。适用于气虚血亏、健忘失眠、食欲不振、腰酸背痛、阴虚阳弱、阳痿早泄、宫冷腹痛、产后诸虚。

【服用方法】口服，一次15~30ml，一日3~4次，可佐膳饮用。

【使用注意】伤风感冒者停服；孕妇忌服。密封保存。

⑫ 七味苁蓉酒

【制法】肉苁蓉、锁阳、枸杞子、淫羊藿、菟丝子、玉竹、大枣，以上7味，粉碎、过筛、混匀，加水煎煮3次，第一次加水6倍量，浸渍1小时后，煎煮1小时，第二次加水5倍量，煎煮1小时，第三次加水4倍量，煎煮40分钟,合并煎液,滤过,滤液浓缩至相对密度为1.14~1.16(65℃),放至40℃以下,加乙醇使含醇量为72%,充分搅拌,密闭静置24小时,滤过,滤液减压回收乙醇至无醇味,加入白糖55g制成的水溶液,并加水至534ml,再加入60°白酒,调整总量至1000ml,滤过,即得。

【功效主治】补肾助阳、益精润燥。适用于脾肾阳虚所致的腰膝酸痛、畏寒肢冷、神疲健忘等症。

【服用方法】口服,一次50ml,一日2次,四周为1个疗程。

【使用注意】本品含乙醇26%~30%;感冒发热患者、糖尿病以及心动过速、心脏病患者慎用;酒精过敏及肝肾功能不全者禁用。密封,置阴凉干燥处。

三、肉苁蓉保健食品与服用建议

保健品是保健食品的通俗说法。随着人民生活水平的提高,生活方式的改变,越来越多的人购买保健品。消费者在选择时,首先应了解什么是保健品,保健(功能)食品是食品的一个种类,具有一般食品的共性,能调节人体的机能,适用于特定人群食用,但不以治疗疾病为目的;还应清楚所选保健品的主要原料、保健功能、适宜与不适宜人群、注意事项,根据自身实际情况理性购买。

购买保健品的人群主要为老年人,身体有或没有明显不适，但希望通过服用保健品治疗或预防疾病，从而减轻病痛或延长寿命；也有身体长期有某些不适，希望通过服用保健品改善身体状况的人群。服用保健品后是否能够起到保健品所标示的保健作用，因人而异。如果没有明显身体不适，不提倡服用保健品，因为保健品是人体机理调节剂、营养补充剂，具有特定保健功能，只适宜特定人群，它的营养价值并不高；如果服用保健品后，身体不适没有改善或进一步加重时，要及时就医，以免延误病情。保健品属于食品范畴，不以治疗疾病为目的，只能辅助治疗，可以起到一定的保健作用，并不能代替药物服用。不讲科学乱吃保健品，不仅起不到保健功效，还有可能损害健康。

保健品的原料组成方式多种多样，含有肉苁蓉或以肉苁蓉为主的保健品多达 50 余种。

肉苁蓉保健品涉及的保健作用大致有免疫调节、抗疲劳、延缓衰老、改善胃肠道功能（润肠通便）、抗氧化、增加骨密度、调节血脂、辅助改善记忆等。其中，功效性成分或者标志性成分多以粗多糖、松果菊苷、毛蕊花糖苷、肉苁蓉总苷等为主。几种常见的含肉苁蓉保健品如下。

❶ 含肉苁蓉保健酒

【主要原料】黄芪、枸杞子、熟地、大枣、何首乌、肉苁蓉、冬虫夏草。

【功效成分 / 标志性成分含量】每 100ml 含虫草酸＞

18.0mg。

【适宜人群】免疫力低下者。

【不适宜人群】未成年人、妊娠期妇女、心脑血管疾病患者、肝肾功能不全者及酒精过敏者。

【保存方法】密封，置阴凉处。

【使用注意】①本品不能代替药物。②本品不宜过量饮用。

❷ 肉苁蓉黄精茶

【主要原料】肉苁蓉、淫羊藿、杜仲、枸杞子、黄精、红茶。

【功效成分/标志性成分含量】每100g含总皂苷0.5g、粗多糖2.5g。

【适宜人群】易疲劳者。

【不适宜人群】少年儿童。

【保存方法】密闭，置阴凉干燥处。

【使用注意】本品不能代替药物。

❸ 苁蓉御酒

【主要原料】肉苁蓉、人参、鹿茸、肉桂、枸杞子、山药、芡实、龙眼肉、红花、山楂、酸枣仁、甘草。

【适宜人群】成年人

【不适宜人群】儿童及严重心脑病患者。

【保存方法】室温、避光储藏在0℃~50℃下贮存。

【使用注意】本品不能代替药物。

❹ **养生茶颗粒剂**

【主要原料】肉苁蓉、桑椹、枸杞子、葛根、乌龙茶等。

【功效成分／标志性成分含量】每 1g 含总黄酮 ≥ 3.0mg、粗多糖 ≥ 20mg、茶多酚 ≥ 1.8%。

【适宜人群】易疲劳者。

【不适宜人群】婴幼儿及少年儿童。

【保存方法】密闭、阴凉干燥处保存。

【使用注意】本品不能代替药物。

❺ **圣力胶囊**

【主要原料】肉苁蓉、枸杞子、鹿茸。

【功效成分／标志性成分含量】每 100g 含粗多糖 73.6mg。

【适宜人群】免疫力低下者、易疲劳者。

【不适宜人群】少年儿童。

【保存方法】置常温处。

【使用注意】本品不能代替药物。

❻ **银杏苁蓉片**

【主要原料】肉苁蓉提取物、银杏叶提取物、微晶纤维素（微晶纤维素、二氧化硅）、葡萄糖（葡萄糖、麦芽糊精）、玉米淀粉、交联羧甲基纤维素钠、二氧化硅、硬脂酸镁、包衣剂（羟丙基甲基纤维素、甘油、巴西棕榈蜡）。

【功效成分 / 标志性成分含量】每 100g 含松果菊苷 7.55g、总黄酮醇苷 2.85g。

【适宜人群】需要改善记忆者。

【不适宜人群】少年儿童、孕妇、乳母。

【保存方法】请保持瓶盖封闭，冷藏或贮存于 30℃ 以下的阴凉干燥处。

【使用注意】本品不能代替药物；服用治疗药物的人士以及所有疾病患者在食用前请咨询医生；请放置于儿童触及不到的地方。

❼ 苁蓉枸杞片

【主要原料】管花肉苁蓉提取物、枸杞子提取物、微晶纤维素、硬脂酸镁、二氧化硅、羟丙甲纤维素。

【功效成分 / 标志性成分含量】每 100g 含松果菊苷 1.3g、粗多糖 1.35g。

【适宜人群】免疫力低下者、易疲劳者。

【不适宜人群】少年儿童、孕妇、乳母。

【保存方法】密闭，置于阴凉干燥处。

【使用注意】本品不能代替药物。

❽ 肉苁蓉灵芝茶

【主要原料】肉苁蓉、灵芝、红茶。

【功效成分 / 标志性成分含量】每 100g 含松果菊苷、毛蕊花糖苷总量 17g、粗多糖 3.5g。

【适宜人群】免疫力低下者、易疲劳者。

【不适宜人群】少年儿童、孕妇、乳母。

【保存方法】密闭，置于阴凉干燥处。

【使用注意】本品不能代替药物。

❾ 肉苁蓉片

【主要原料】肉苁蓉、微晶纤维素、羟丙甲纤维素、硬脂酸镁、薄膜包衣预混剂（羟丙甲纤维素、聚乙二醇）。

【功效成分/标志性成分含量】每 100g 含肉苁蓉总苷 225mg。

【适宜人群】免疫力低下者。

【不适宜人群】少年儿童、孕妇、乳母。

【保存方法】置于阴凉干燥处。

【使用注意】本品不能代替药物。

第三节
肉苁蓉的合理应用

肉苁蓉入药,由来已久。它甘而性温,咸而质润,具有补阳不燥、温通肾阳补肾虚;补阴不腻、润肠通腹治便秘的特点。正因为它补性和缓,才有苁蓉(从容)之称。李时珍在《本草纲目》中称其"此物补而不峻,故有从容之号。从容,和缓之貌"。肉苁蓉别名寸芸、苁蓉、查干告亚(蒙语)、肉松蓉,主产于内蒙古、甘肃及新疆。新疆管花肉苁蓉寄生在柽柳属植物的根部,晾干后非常坚硬,俗称为硬大芸。内蒙荒漠肉苁蓉寄生在沙漠植物梭梭的根部,断面棕褐色,有淡棕色点状维管束,排列成波状环纹,由于含糖量较大,即使晾干水分,仍然比较柔软,于是也被称作油苁蓉或者软大芸。肉苁蓉滋补养生功效显著,现代药理研究证明肉苁蓉及其有效成分具有抗疲劳、抗衰老、抗肿瘤、增强机体免疫力等药理作用,备受人们的关注,成为医药领域研究的热点和人们日常保健调理常用药材。

一、单味肉苁蓉用法用量

《中国药典》收载的肉苁蓉其来源为荒漠肉苁蓉及管花肉苁蓉,是春秋季采挖后晒干的带鳞叶肉质茎。性状中描述其体重、质硬、微有柔性、不易折断。其中，管花肉苁蓉偏硬，俗称"硬大芸"，肉苁蓉（荒漠）偏软，俗称"软大芸"。但两者均难以加工，切片或粉碎都比较困难，因此《中国药典》中肉苁蓉项下饮片的炮制方法均为切成片，肉苁蓉片或酒苁蓉都是厚片，以方便临床使用和日常取用。

肉苁蓉采收时间有春季采收及秋季采收之分，不同采收时间对其药效及功用也有影响。春季采收的肉苁蓉具有生发之力，其补肾阳、益肾精方面的功效强，秋季采收润肠通便作用更显著。因此，在实际使用过程中，其采收季节对适应证的匹配也应纳入考量，以促进肉苁蓉发挥最大功效。

1. 肉苁蓉粉

肉苁蓉单味使用时，肉苁蓉粉很少见。仅在《云南省食品药品监督管理局地方标准》肉苁蓉粉（云 YPBZ-0131-2008）和管花肉苁蓉粉（云 YPBZ-0132-2008）中有肉苁蓉粉的收载，炮制方法为净选、洗净、干燥，粉碎成中粉，即得。肉苁蓉粉市场上较为少见，经查仅有一家企业有生产。原因首先是肉苁蓉太硬不易粉碎，需要超低温冷冻粉碎才能粉碎成细粉，所用设备较为昂贵；其次是肉苁蓉在粉碎为粉后，由于其多糖含量高，很快便会黏结成块，不利于保存和取用；另外肉苁蓉粉主要功效成分苯乙醇苷类和环烯醚萜类更容易被空气氧化，发生相互作用而影响其药效。因此肉苁蓉粉的炮制方法较少，使用企业及用户群体较小。肉苁蓉粉取用时需注意将其保存在密封玻璃瓶内，每天用 5g 肉苁蓉粉，加入

1∶200 比例的开水冲泡，过 3~5 分钟即可直接饮用，每天一次，具有润肠通便、滋阴润燥的功效。

2.肉苁蓉片剂

由于肉苁蓉粉不易于保存，存在黏结和氧化的情况，因此在市场上很多保健食品企业将肉苁蓉粉与其他辅料按一定比例混匀后，压制成片，然后进行包衣，制成肉苁蓉片剂，以解决其易结块、易氧化的问题。所用辅料主要包括赋形剂和崩解剂，如微晶纤维素、羟丙基甲基纤维素、硬脂酸镁等。肉苁蓉片剂的服用和携带较为方便，具体用量可参照产品说明书。

3.肉苁蓉片

肉苁蓉整根或肉苁蓉段不易切片，需要先放蒸锅里隔水蒸熟蒸软，然后用刀直接切片，因为肉苁蓉遇到水蒸气会氧化变黑，所以切片基本上是偏黑色的，没有蒸熟透的会出现白霜，那是切片发汗的迹象。切片后的肉苁蓉在常温下保存时，需要保持干燥通风并防异味，每隔 10 天左右拿出来晒一晒或散开通风，防止受潮。也可以放冰箱冷冻保存。另外，现在很多肉苁蓉片生产企业在探索肉苁蓉鲜切工艺和技术，在采收肉苁蓉后，水洗掉泥沙，趁鲜切制成圆片或椭圆片，然后采用适当工艺干燥，干燥后可以进行真空包装，并加入干燥剂和抗氧剂保存。这种方法有利于肉苁蓉片的切制，避免了后期蒸煮时水溶性有效成分的流失，减少了土壤中微生物和虫卵对药材的污染，简化了饮片生产的工序，降低了制作成本。但肉苁蓉鲜切技术对鲜片的干燥工序有较高的要求，操作不当容易造成功效成分的流失、氧化及对鲜片的污染。

肉苁蓉饮片均为厚片，单味使用常做日常保健用。比较常见的方式为泡酒，将肉苁蓉 40g，浸入 500g 白酒内，瓶口盖紧，每日摇晃 1 次，浸泡 7~15 日后即可服用，每日饮用10~30ml，不易过量饮用。将肉苁蓉段或肉苁蓉整根拿来泡酒的情况也比较常见，但对器具大小要求比较高，且浸泡时间要更长。肉苁蓉泡酒主要功效为安神、壮阳、改善腰酸及遗精现象、润肠通便等，但同时也要注意不要用金属器皿泡酒，金属会跟肉苁蓉里面的一些成分发生化学反应，破坏其功效成分。

另外，肉苁蓉片还可以直接含服，取一片干肉苁蓉直接放入嘴里，含于舌头下方更易吸收。在泡水喝时，取 2~3 片肉苁蓉片沸水浸泡 2~5 分钟即可，可搭配其他花草茶，味道效果更佳。成年人每天用量不要超过 5g，否则容易引起上火的现象。为了将肉苁蓉的药效发挥到最佳，最好煎煮至沸腾。肉苁蓉片泡水大概可以泡 5~7 次，药效和浓度都会减弱。每次冲泡的时候一定要沸水，如果水温太低，它的功效就不能发挥到最佳，营养也大大降低。泡水后的肉苁蓉片式可以吃掉的，因为冲泡时间短的话，大部分营养成分还在。煮粥、煮面时放入也是比较方便的方式，水开时放入肉苁蓉 5~8 片左右，口感更好，更具营养，对人的身体效果更好。另外，煲汤、炖肉时也常放肉苁蓉，放入肉苁蓉 6~10 片左右，可使肉苁蓉的营养价值渗透到汤肉中。长期食用可以补肾壮阳，能很好地改善腰膝酸软、肠燥便秘、精血亏虚的现象。

肉苁蓉始载于《神农本草经》，其记载功效为"味甘微温。主五劳七伤，补中，除茎中寒热痛，养五脏，强阴，益精气，多子，妇人癥瘕。久服轻身。生山谷"。《本草经疏》载："肉苁蓉，滋肾补精血元之要药，气本微温，相传以为热者误也。甘能除热补中，酸能入肝，咸能滋肾，肾肝为阴，阴气滋长，则五脏元劳热自退……肾肝足，则精血日盛"。《本草汇言》载："肉苁蓉，养命门，滋肾气，补精血之药也。"《玉楸药解》载："肉苁蓉滋木清风，养血润肠，善滑大肠。"《本草正义》载："能精血而通阳气，故曰益精气。"由此可见肉苁蓉是中华药库中重要的一员。《内蒙古中草药》中记载其"味甘、咸，性温"。功效有抑协日、消食、滋补强身。主治协日性头痛、泛酸、胃痛、阳痿、遗精、白带过多、腰腿酸痛。

4.肉苁蓉用量

《中国药典》2020年版肉苁蓉项下用法与用量规定为6~10g，所用方式为内服。单味肉苁蓉在做药用时，需要严格按照医生处方使用。在《云南省食品药品监督管理局地方标准》中，规定肉苁蓉粉吞服时用量为2~3g，不宜超量服用。但由于肉苁蓉可做保健食用，其用量与药用有较大的区别。在泡酒保健时，推荐量经折算相当于每日1~5g，在添加其他补益类药材同时泡酒时，用量应酌减。用来泡水喝时，因浸泡时间短，浸出有效成分没有泡酒的高，其用量为每日2片，重量因大小及薄厚有差异。炖肉或做汤时放入肉苁蓉，因受食材多少影响，加入量较难把控，但一般不超过100g，即10片左右。另外，阴虚火旺的人不可以吃肉苁蓉，肉苁蓉属于滋补肾阳的药材，如果阴虚火旺的使用，会引起更加火旺上火，引起牙痛、咽喉肿痛、口干舌燥等症状。未满18岁不宜日常保健食用，肉苁蓉主要功效为补肾壮阳，未满18岁的朋友身心都处在发育阶段，没有完成成熟，是不适合使用肉苁蓉的。

二、肉苁蓉配伍应用

中医药在使用各味药材时，最是讲究配伍。配伍是指有目的地按病情需要和药性特点，有选择地将两味以上药物配合同用。前人把单味药的应用同药与药之间的配伍关系称为"七情"。"七情"的提法首见于《神农本草经》，其序例云："药……有单行者，有相须者，有相使者，有相畏者，有相恶者，有相反者，有相杀者。凡此七情，合和视之。"其中首先谈到"单行"。单行就是指用单味药治病。病情比较单纯，选用一味针对性较强的药物即能获得疗效，它符合简便廉验的要求，便于使用和推广。但若病情较重，或病情比较复杂，单味应用难以避免不良反应或药效较弱，因此往往需要同时使用两种以上的药物。药物配合使用，药与药之间会发生某些相互作用，如有的能增强或降低原有药效，有的能抑制或消除不良反应，有的则能产生或增强不良反应。因此，在使用两味以上药物时，必须有所选择，这就提出了药物配伍关系及相互作用问题。除却"七情"，现代医药工作者在大量研究实践中，从临床效果的角度认为肉苁蓉与其他药物配伍多体现为协同作用。肉苁蓉的这种协同作用在多个配伍种有所体现。

（一）肉苁蓉配锁阳

锁阳性甘、温，补肾阳、益精血、润肠通便，归肝、肾、大肠经；肉苁蓉甘、咸，性温，补肾阳、益精血、润肠道，归肾、大肠经。二药伍用，补益肝肾，增强温阳通便之功。其有三大作用，补肾壮阳、润滑通便、抵抗疲劳。肉苁蓉和锁阳都属于性味甘温的药材，且均有补益肾阳之功效，两者配伍能增强补肾壮阳功效，对肾虚、阳痿、早泄、遗精有效；同时肉苁蓉入大肠经，对大肠有刺激作用，能刺激肠道蠕动，锁阳中含膳食纤维，也可以起到润肠通便功效，因此两者合用对于便秘也有一定的治疗效果。同时适用于阳虚便秘的老年糖尿病患者。便秘为血糖难控的重要因素之一，保持大便通畅利于控制血糖。治疗便秘之"冷秘"时，用大黄附子汤配此药对，取"温下"之意，二药均可大剂量使用（锁阳15~30g，肉苁蓉60g）。

（二）肉苁蓉配巴戟天

巴戟天补肾助阳、祛风除湿。性甘、温，辛温能散，专入肾经，长于补骨壮阳、益精、强壮筋骨，兼能除湿散寒。

性较和缓，具有温而不燥、补而不滞之特点。其为治肾虚阳痿、筋骨痿弱、宫冷不孕、经寒腹痛的常用药。肾虚而兼风湿之腰膝疼痛，取其补而兼散之性，用之最宜。肉苁蓉可补肾壮阳、润肠通便。性甘而微温、咸而质润，具有补阳而不燥、滋润而不腻的特点。故既能温通肾阳补肾虚，又能润肠通腑治便秘，补而不峻，其力和缓。巴戟天、肉苁蓉均为温肾助阳之品。然肉苁蓉甘咸而温，质地滋腻，性柔而不燥，补肾壮阳中兼有润燥益精、润肠通便之功。巴戟天辛甘而温，性偏燥而不柔，温阳助火力强，兼有祛风除湿之功。二药合用，相须配对，增强温肾壮阳之力，润燥相宜，具有补火而不燥水之妙。主治肾虚阳痿、腰膝冷痛、筋骨痿弱、肾虚不孕、阳虚便秘等症。参考用量：巴戟天 10g，肉苁蓉 10g。

（三）肉苁蓉配杜仲

杜仲，又名胶木，为杜仲科植物。药用杜仲是杜仲科植物杜仲的干燥树皮，是名贵滋补药材。味甘，性温。归肝、肾、胃经。功效为补益肝肾、强筋壮骨、调理冲任、固经安胎。治疗肾阳虚引起的腰腿痛或酸软无力。肝气虚引起的胞胎不固，阴囊湿痒等症。在《神农本草经》被列为上品，杜仲可补肝肾、强筋骨、安胎。适用于腰脊酸疼、足膝痿弱、小便余沥、阴下湿痒、胎漏欲坠、胎动不安、高血压的治疗。杜仲有兴奋垂体，肾上腺皮质系统，持续增强肾上腺皮质功能的作用，改善性功能，因此对阳痿、遗精及肾气不足有较好效果；能促使肝糖原堆积，增加血糖含量，保护肝脏。肉苁蓉也叫沙漠人参，补肾阳、益精血、润肠通便。适用于阳痿、不孕、腰膝酸软、筋骨无力、肠燥便秘。杜仲和肉苁蓉一起吃可治疗肝肾不足、腰膝冷痛，二者合用，有补肾强腰之功效，用于治疗肾虚之腰痛、酸软无力等。《医心方》中有苁蓉杜仲茶，肉苁蓉5g、杜仲3g、菟丝子3g、五味子3g、续断3g、红茶5g配伍，用以上几味药的煎煮液400ml泡茶饮用，冲饮至味淡。用于治疗男子五劳七伤、阳痿不起、阴囊痒、小便淋沥、溺时赤时黄。

（四）肉苁蓉配火麻仁

火麻仁味甘，性平。归脾、胃、大肠经。具有润肠通便、滋养的功能。用于肠燥便秘。火麻仁通便是由于滋脾润肠、润燥通便，又有补益之功，故用以治疗体虚血燥之便秘最宜。肉苁蓉可滋木清风、养血润燥、善滑大肠而下结粪。其性从容不迫，未至滋湿败脾，非诸润药可比。火麻仁非但润燥，更能益血，与肉苁蓉配伍，可用于老年人或妇女产后气血衰弱，津液缺乏而致的大便干结。肾气虚弱之"虚秘"所致的大便秘结、小便清长、面色青白、腰膝酸软、手足不温、舌淡苔白、脉迟等症。亦用肉苁蓉配火麻仁作为温肾益精、养血润肠药。苁蓉麻子仁膏就是两者配伍使用，肉苁蓉15g、火麻仁30g、沉香6g。肉苁蓉、火麻仁煎水，沉香后下，一同煎取浓汁，加入约等量的炼蜜，搅匀，煎沸收膏。每次食1~2匙。可以养颜美容、补血提神。此方源于《金匮翼》（原方为丸），以肉苁蓉、火麻仁润肠通便，沉香行气除胀，蜂蜜有润肠之功，可用于津枯肠燥、便秘腹胀。

（五）肉苁蓉配熟地黄

熟地黄属于补血药，入肝经和肾经，治疗阴虚血少、滋阴，对于阴虚特别是肾阴虚导致的腰膝酸软、腰酸背疼，以及肾虚性的咳嗽，还有消渴遗精、耳聋眼花等，凡是由于阴虚导致，特别是肝肾阴虚导致的这一系列的症状，熟地都有滋补作用。熟地可以滋阴补肾，益精填髓；肉丛蓉可以补肾助阳、补虚通便。两者配伍阴阳双补，既补阳又补阴，可以调整月经，但要注意两者泡酒后增强其辛烈之性，补肾阴效果减弱。

（六）肉苁蓉配山茱萸、补骨脂

山茱萸补益肝肾，涩精固脱，补肝肾而固精；肉苁蓉补阳益精；补骨脂补肾火、固下元。三者合用，有补肾阳、固肾精之功效，用于治疗肾亏之阳痿、早泄、腰膝酸软无力等症。其药物具有滋阴补肾、润肠通便、养血补血功效。临床上可用于肾阴虚伴有血虚疾病导致的腰酸腿软、腰疼、四肢怕冷、精神疲倦、健忘、记忆力减退、女性月经期间腰酸或者月经量少等症状。

（七）肉苁蓉配菟丝子

菟丝子既能补阳，又能养阴，是平补肝肾脾三脏之要药，具有补肾固精、益肝明目、健脾止泻的作用。肉苁蓉补肾阳、养精血；菟丝子补肝肾、益精髓、固精缩尿。二者配伍，共奏温阳益精之功效，用于治疗肾虚之阳痿、腰膝冷痛等症。

（八）肉苁蓉配淫羊藿

淫羊藿补肾壮阳、利小便、祛风除湿、强筋骨、强心力。肉苁蓉补肾阳、益精血、润肠道。两者具有协同作用，是治疗乳腺癌骨转移常用补肾类药物，具有良好的临床疗效。两者配伍有淫蓉茶，配方材料为淫羊藿 5g、肉苁蓉 3g、红茶 3g，用上 3 味药的煎煮液 300ml 泡茶饮用，冲饮至味淡。功能主治为温肾壮阳。适用肾阳虚阳痿、肢冷，宫寒不孕，女子性欲低下，遗精。

（九）肉苁蓉配柏子仁

肉苁蓉是一种药性温和的中药材，具有补肾固精、润肠止泻的功效，柏子仁具有散热安神的功效，两者搭配一起食用可以更好地发挥补中益气的药效。肉苁蓉主要用于治疗大便不畅、滑精等症状，柏子仁主要用于治疗气血不足所引起的心悸气短等一系列病症。

（十）肉苁蓉配当归

当归性味甘、辛，温。归肝、心、脾经。具有补血调经、活血止痛、润肠通便之功效。肉苁蓉温肾益精、润燥滑肠，有降下无伤阳气、温润不灼阴液之特点。二药合用，补而不燥、滋而不腻、以补为通、温润通便力强，功效为温肾益精、润肠通便，可治疗精血不足、便秘。当归 10~15g，肉苁蓉 15~60g，水煎服。肉苁蓉与当归伍用，出自《景岳全书》中的济川煎，主要治疗肾虚便秘证，此二味药对在方中起着润肠通下之作用，居主导地位。但临床上该方药仍显药力不足，故宜重用二味，以加强润肠通下之作用，同时加上火麻仁以进一步提高疗效。

（十一）肉苁蓉配五味子

五味子是性味酸、甘、温，归肺、心、肾经，有收敛固涩、益气生津、补肾宁心的作用，而肉苁蓉性味甘、咸、温，归肾、大肠经，有补肾阳、益精血、润肠通便的功效，两者都是营养滋补的物质，对肾及性器官都有很大的补益效果，两者合用可治疗阳痿尿频、润肠通便，同时还有敛肺止咳、滋补涩精、抗衰老、调整内分泌等作用。用肉苁蓉和五味子泡水能滋润肠道，帮助排便，适用于老年人便秘、习惯性便秘、血虚型肠燥型便秘，尤其适用于老年肾虚型便秘。但肠滑性腹泻和散便不宜饮用。成分为五味子、肉苁蓉各 10g，蜂蜜适宜。方法是炒五味子，捣碎，放入肉苁蓉杯中，用沸水浸泡，盖 15 分钟，倒入茶汤，加入蜂蜜。每日 1 次，经常饮用代替茶。

三、肉苁蓉方剂举隅

❶ 肉苁蓉丸（《丹溪心法》卷三）

【组成】山茱萸一两，肉苁蓉（酒浸）二两，楮实、枸杞、地肤子、狗脊（去毛）、五味子、覆盆子、菟丝子、山药、故纸（炒）、远志（去心）、石菖蒲、草薢、杜仲（去皮，炒）、熟地黄、石斛（去根）、白茯苓、牛膝（酒浸）、泽泻、柏子仁（炒）各一两。

【功能主治】壮元气，养精神。

【服用方法】上为末，酒糊丸，如梧桐子大。每服六七十丸，空腹时用温酒送下。

❷ 肉苁蓉丸 (《太平圣惠方》卷二十八)

【组成】肉苁蓉（酒浸一宿，刮去皱皮，炙令干）二两，菟丝子（酒浸三日，晒干，别捣为末）、薯蓣、牛膝（去苗）各二两。

【功能主治】虚劳羸瘦，心神健忘，腰膝多疼，脏腑气虚，阳事衰绝。

【服用方法】以上捣罗为末，炼蜜和捣五七百杵，丸如梧桐子大。空腹时以温酒下三十丸，晚食。

❸ 肉苁蓉丸 (《奇效良方》卷三十五)

【组成】肉苁蓉八两，熟地黄六两，五味子四两，菟丝（捣饼）二两。

【功能主治】禀赋虚弱，小便数，亦不禁。

【服用方法】上为细末，酒煮山药糊和丸，如梧桐子大。每服七十丸，空心用盐酒送下。

❹ 肉苁蓉丸 (《圣济总录》卷五十九)

【组成】肉苁蓉（酒浸一宿，切，焙）二两、泽泻、熟地黄（焙）、五味子、巴戟天（去心）、地骨皮、人参、栝楼根、韭子（炒）、甘草（炙锉）、牡丹皮各一两，桑螵蛸（炙）30枚，赤石脂（研）、龙骨、磁石（煅，醋淬二至七遍，研）、禹余粮（煅，醋淬二至七遍，研）各一两半。

【功能主治】消中虚极，小便无度。

【服用方法】上一十六味，捣研为末。炼蜜和丸，如梧桐子大。每服三十丸，牛乳汁下。

❺**肉苁蓉散**（《太平圣惠方》卷五十三）

【组成】肉苁蓉（酒浸一宿，刮去皱皮，炙干）一两，熟干地黄一两，白茯苓三分，白芍药半两，桂心半两，附子（炮裂，去皮脐）三分，黄子三分，人参（去芦头）三分，续断三分。

【功能主治】大渴后，下元虚乏，日渐羸瘦，四肢无力，不思饮食。

【服用方法】捣粗罗为散。每服用猪肾一对，切去脂膜，先以水一大盏半，煎至一盏，去滓，入药五钱，加生姜一分，薤白三茎，煎至五分，去滓，每于食前温服。

❻**肉苁蓉散**（《太平圣惠方》卷二十七）

【组成】肉苁蓉（酒浸一宿，刮去皱皮，炙令干）、菟丝子（酒浸一宿，焙干，别捣）、牛膝（去苗）、附子（炮裂，去皮脐）、杜仲（去粗皮，炙令黄，锉）、白茯苓（以上各一两），防风（去芦头）、桂心、巴戟、续断、枸杞子（以上各三分），五味子、蛇床子、山茱萸（以上各半两）。

【功能主治】治风劳，补益脏腑，利腰膝，止烦疼，强志力，充肌肤。

【服用方法】捣细罗为散。每服二钱，食前以温酒调下。

❼肉苁蓉散（《太平圣惠方》卷二十九）

【组成】肉苁蓉（酒浸一宿，刮去皱皮，炙干）二两，五味子三分，韭子一两（微炒），熟干地黄一两，蛇床子一两，续断三分，车前子三分，当归三分，天雄三分（炮裂，去皮脐），桑螵蛸一两（微炒），天门冬一两（去心，焙），白石英一两（细研，水飞过），白龙骨三分，鹿茸一两（去毛，涂酥炙微黄），菟丝子一两（酒浸一宿，晒干，别捣为末），磁石一两（煅，醋淬七遍，捣碎，细研，水飞过）。

【功能主治】治虚劳，小便余沥，或黄或白，茎中疼痛，囊下湿痒。

【服用方法】捣细罗为散。每服二钱，空腹时用温酒调下。

❽肉苁蓉散（《鸡峰普济方》）

【组成】肉从蓉、麋茸、牛膝、石斛、远志、菟丝子各一两，石龙芮三分，雄蚕蛾半两，五味子、蛇床子、天雄、巴戟各一两。

【功能主治】肾脏虚损，精气衰竭，阳道痿弱。

【服用方法】上为细末。每服二钱，食前温酒调下。

❾九子丸（《御药院方》卷六）

【组成】鹿茸（去毛，酥炙令黄色）一两，肉苁蓉

（酒浸三宿，切，焙干）三两，仙茅（以糯米泔浸三宿，用竹刀刮去皮，于槐木砧子上切，阴干）、远志（去心）、续断（捶碎，去筋脉，酒浸一宿）、蛇床子（微炒）、巴戟天（去心）、茴香子（舶上者，微炒）、车前子各一两。

【功能主治】强阴补肾，益子精，倍气力。

【服用方法】上九味，捣罗为细末，用鹿角脊髓五条，去血脉筋膜，以无灰酒1升，煮熬成膏；更研烂，用炼蜜少许和丸，如梧桐子大。每服五十丸，空腹温酒送下。

⑩济川煎 (《景岳全书》卷五十一)

【组成】当归三到五钱，牛膝二钱，肉苁蓉（酒洗去成）二到三钱，泽泻一钱半，升麻五到七分或一钱，枳壳一钱（虚甚者不必用）。

【功能主治】温肾益精，润肠通便。主治虚损、大便秘结不通。气虚者，但加人参无碍；如有火，加黄芩；如肾虚，加熟地；虚甚者，枳壳不必用。

【服用方法】水一盏半，煎七分，食前服。

⑪肉苁蓉汤 (《四圣心源》卷六)

【组成】肉苁蓉三钱，麻仁三钱，茯苓三钱，半夏三钱，甘草二钱，桂枝三钱。

【功能主治】治阳衰土湿，粪如羊矢者。

【服用方法】煎一杯，温服。

⑫肉苁蓉汤方 《圣济总录》卷第六十六

【组成】肉苁蓉（切，焙）五两，生干地黄（焙）四两，乌头（炮裂，去皮脐）一两，甘草（炙，剉）、桂皮（去粗皮）、紫菀（去苗土）、五味子（炒）各二两，石膏（碎）、麦门冬（去心，焙）各三两。

【功能主治】咳嗽短气，肠中时痛，留饮厥逆，宿食不消，寒热邪癖，五内不调。

【服用方法】上九味，粗捣筛，每服五钱匕，水一盏半，入大枣二枚劈，生姜半分切，煎至七分，去滓，温服，日三夜二。

⑬补肾肉苁蓉丸 《太平圣惠方》卷七

【组成】肉苁蓉（酒浸，去皴皮，微炒，炙）二两，磁石（烧醋淬7遍，捣碎，细研水飞过）二两，熟干地黄二两，山茱萸三分，桂心一两，附子（炮裂，去皮脐）一两，薯蓣三分，牛膝（去苗）一两，石南三分，白茯苓三分，泽泻三分，黄芪（剉）三分，鹿茸（去毛，涂酥炙令微黄）二两，五味子三分，石斛（去根，剉）一两，覆盆子三分，远志（去心）二分，补骨脂（微炒）一两，草薢（剉）三分，巴戟三分，杜仲（去粗皮，炙微黄，剉）一两，菟丝子（酒浸3宿，晒干，别杵为末）二两　白龙骨一两。

【功能主治】肾脏久虚，面色萎黑，足冷耳鸣，四肢羸瘦，脚膝缓弱，小便滑数。

【服用方法】捣罗为末，炼蜜和捣三五百杵，丸如梧桐子大，每服 30 丸，空心以温酒下三十丸，晚食前再服。

⑭苁蓉大补丸 (《太平惠民和剂局方》卷五)

【组成】木香（炮）、附子（炮，去皮、脐）、茴香（炒）、肉苁蓉（酒浸）、川椒（炒去汗）各十两，巴戟（去心）、牛膝（酒浸）、白蒺藜（炒，去刺）、桃仁（炒，去皮，尖）、黄芪、泽泻、葫芦巴、五味子各五两，槟榔、天麻、桂心、川芎、羌活各二两。

【功能主治】治元脏虚惫，血气不足，白浊遗泄，自汗自利，口苦舌干，四肢羸瘦，妇人诸虚。

【服用方法】上为细末，蜜丸如梧桐子大。盐酒、盐汤空腹任下三、五十丸。

⑮内养丸 (《圣济总录》卷一百八十六)

【组成】肉苁蓉（酒浸焙干）二两，巴戟天（去心炒）、菊花、枸杞子（炒）各一两。

【功能主治】治本脏虚风，皮肤疮肿，固济丹田。

【服用方法】上四味，捣罗为末，炼蜜和丸，如鸡头实大，每日空心午时临卧，盐酒嚼下一丸。

⑯淮南五柔丸 (《千金》卷十五)

【组成】大黄一升（蒸），前胡二两，半夏、苁蓉、芍药、茯苓、当归、葶苈、细辛各一两。

【功能主治】治秘涩及虚损不足，饮食不生肌肤，三焦不调，和荣卫，利腑脏，补三焦。

【服用方法】上为末，蜜和，合捣万杵，为丸梧子大。食后服十五丸，稍增之，每日二次。

⑰苁蓉散《医学入门》卷八

【组成】肉苁蓉、白术、巴戟、麦门冬、茯苓、甘草、牛膝、五味子、杜仲各八钱，车前子、干姜各五钱，生地半斤。

【功能主治】治肾气虚寒阴痿，腰脊痛，身重胫弱，言音混浊，阳气顿绝。

【服用方法】上药为末，每二钱食前酒调，日三服。

⑱苁蓉散《千金》卷二十

【组成】肉苁蓉一斤，生地黄三十斤（取汁），慎火草二升（切），楮子二升，干漆二升，甘草一斤，远志一斤，五味子一斤。

【功能主治】轻身益气，强骨，补髓不足，使阴气强盛。

【服用方法】上八味，以地黄汁浸一宿，出曝干，复渍令汁尽，为散。每服方寸匕，空腹酒下，日三次。

⑲苁蓉散《世医得效方》卷九

【组成】木香15克，肉豆蔻（煨）、肉苁蓉（酒洗，炙）各3克。

【功能主治】补益，主肿满。

【服用方法】每服3克，米饮调下。忌生冷油腻。

⑳苁蓉散（《圣济总录》卷一〇九）

【组成】肉苁蓉（汤浸，去皱皮，焙）一两，巴戟天（去心）、槟榔（煨，锉）、萆薢、麦门冬（去心，焙）、犀角（镑）、羚羊角（镑）、陟厘（炒）各半两，黄芩（去黑心）、茺蔚子、枸杞子、人参、玄参、木香、菟丝子（酒浸一宿）、槐子、决明子（微炒）、丹参各三分。

【功能主治】肾脏虚风上攻，头旋脑痛眼生翳，或有黄黑花，起如飞蝇，及腰胯酸疼，脚膝冷痹。

【服用方法】每服二钱匕，空心温酒调下，临卧又用栀子汤调下二钱匕。

㉑苁蓉散（《千金》卷十九）

【组成】苁蓉、续断、天雄、阳起石、白龙骨各七分，五味子、蛇床子、干地黄、牡蛎、桑寄生、天门冬、白石英各二两，车前子、地肤子、韭子、菟丝子各五合，地骨皮八分。

【功能主治】治五劳六极七伤虚损。

【服用方法】上十七味，治下筛。酒服方寸匕，日三服。

㉒八仙丸（《杨氏家藏方》卷九）

【组成】肉苁蓉、牛膝、天麻（去苗）、木瓜（去子，切）各四两用好酒浸三日并焙干，当归（洗，焙）二两，附子（炮，去皮、脐）二两，鹿茸（火燎，去毛，涂酥炙）一两，麝香一分（别研）。

【功能主治】元脏气虚，头昏面肿，目暗耳鸣，四肢疲倦，步履艰难，肢节麻木，肌体羸瘦，肩背拘急，两胁胀满，水谷不消，饮食无味，恍惚多忘，精神不清。

【服用方法】上药为细末，炼蜜和丸如梧桐子大。每服五十丸。饭前空腹时用温酒送下。

四、肉苁蓉与其他药物的相互作用

历代典籍中记载肉苁蓉的用法，多以与其他药物协同合作。《本草新编》指出"肉苁蓉……然虽补肾，而不可专用，佐人参、白术、熟地、山茱萸诸补阴阳之药，实有利益。使人阳道修伟，与驴鞭同用更奇，但不可用琐阳"。《本草经解要》载"肉苁蓉同白胶、杜仲、地黄、当归、麦冬，治妇人不孕。同人参、鹿茸、牡狗茎、白胶、杜仲、补骨脂，治阳痿及老人阳衰，一切肾虚腰痛，兼令人有子。同黄芪，治肾气虚。同北味丸，治水泛成痰。同鹿茸、山药、白茯丸，治肾虚白浊。同沉香、脂麻丸，治汗多便闭。同山萸、北味丸，治消中易饥。专用二三两，白酒煎服，治老人便闭。同山药、杞子、山萸、北味、黄芪、归身，治肾燥泄泻。同白芍、甘草、黄芩、红曲，治痢"。《得配本草》曰"肉苁蓉……同鳝鱼为末，黄精汁为丸服之，力增十倍。得山萸肉、北五味，治善食中消。得沉香，治汗多虚便。合菟丝子，治尿血泄精。佐精羊肉，治精败面黑"。《本草衍句》载"色欲过度，似淋非淋，溺短而数，茎中痛甚，与淋闭之治不同，宜肉苁蓉、淫羊藿、生杜仲为主，佐以白蜜、羊脂之类，效"。

现代中药药理学研究显示，肉苁蓉与乌梅协同使用可调节肠道微生物群，对肠道内的有益菌和致病菌进行良性调整，从而调节肠道菌群代谢产物，恢复结肠炎性改变，改善小鼠腹泻症状。山茱萸、肉苁蓉药对来源于地黄饮子，目前在临床治疗帕金森病中广泛应用，研究证明山茱萸、肉苁蓉药对通过调节巴胺能神经元功能和乙酰胆碱系统的功能、抑制炎症、减轻神经毒性等方面治疗帕金森病。还有研究显示肉苁蓉、淫羊藿与硫酸软骨素、氨基葡萄糖联用通过减轻对脂多糖及炎症反应，促进上皮细胞增殖来治疗骨质疏松。

五、古代医家应用经验

（一）廖希雍：首用肉苁蓉润肠通便

《名医用药佳话》中记载：缪希雍（1546—1627年）为明代医学家，其治学严谨，临床经验丰富。据说，缪希雍为一位叫唐震山的耄耋长者看病。这位老人白发苍苍、形体消瘦、容颜憔悴。他对缪希雍说："胸口闷，大便不畅。"缪希雍替他切脉察舌之后说："你这个病是因血液枯槁引起的肠燥便秘，用肉苁蓉治之有效。"唐震山服后果然大便通畅、胸中快然、精神矍铄。隔一段时间后，唐震山旧病复发，请另一位医生诊治并将缪希雍开的处方拿给那位医生看，医生看后摇了摇头，说："肉苁蓉乃温燥之品，有助火劫阴之弊，岂可通便？"于是改用其他药物治疗，症状不仅未有改善，反而加重。唐震山觉得身体不适，于是停服其药，仍用缪希雍所开处方配服，很快病去人爽。事后有人向缪希雍请教，缪希雍答："肉苁蓉是滋补精血的良药，骤用之，反通大便，古人药书中早已有记载。唐震山年老力衰，精血不足，运化失常，引起肠燥便秘，胸闷不舒，用之自然药到病除。"

（二）叶天士使用肉苁蓉的医案

叶天士（1667—1746年），清代著名医家，江苏人。名桂，字天士，号香岩。叶天士是清代温病学家，被誉为"温热大师"，创立了温病卫气营血辨证施治的理论体系，发展了温病的诊疗方法。《叶天士医学全书》中指出，叶氏认为治疗肝肾阴亏、阳亢不潜的内风证，"非发散可解，非沉寒可清"，叶氏养肝阴、滋肾液、补精血常用生地、熟地、肉苁蓉、枸杞等。《临证指南医案》中，叶天士治汪姓案："左肢麻木，膝盖中牵纵忽如针刺。中年后精血内虚，虚风自动，乃阴中之阳受损。"药用淡苁蓉干、枸杞、归身、生虎骨、沙苑、巴戟天、明天麻、桑寄生。《叶天士晚年方案真本》中提到，沈坤山，61岁，老人形寒足痿，呛痰。男子下元肝肾先衰，其真阴少承，五液化痰，倘情怀暴怒，内风突来，有中痱之累。戒酒节劳，务自悦怡养，壮其下以清上。药用熟地、萸肉、苁蓉、川斛、戎盐、牛膝、枸杞、鹿筋胶。另有张大兴，精未生来，强泄有形，最难充旺，至今未有生育。形瘦食少，易泄精薄，形脉不受刚猛阳药，议藉血肉有情，充养精血。药用淡苁蓉、鹿鞭、巴戟、牛膝、羊肾、琐阳、枸杞、青盐、菟丝、舶茴香。

彭家柱总结叶天士《临证指南医案》中使用肉苁蓉，大体有以下几个方面。①用治中风，因肝肾亏虚者。叶氏认为内风乃身中阳气之变动。肝为风脏，因精血衰耗，水不涵木，木少滋荣，故肝阳偏亢，内风时起。主张用温柔药涵养肝肾，滋液熄风。常用苁蓉与熟地、杞子、牛膝、当归、石斛、天冬等配伍。徐灵胎评叶治中风案时曾称，肉苁蓉"确是养血祛风之品"。②用治肠燥便秘。叶氏认为，大便不通，有血液枯燥者，则用养血润燥；若血燥风生，则用辛甘息风，或咸苦入阴。常用苁蓉与当归、柏子仁、郁李仁、牛膝等配伍。③治疝病、妇人癥瘕，因冲任虚者。叶氏认为治癥瘕之要，用攻法、宜缓宜曲；用补法，忌涩忌呆。液枯肠结，当主滋营。苁蓉补中有通，治之正好合拍。常用肉苁蓉与枸杞子、当归、小茴、茯苓等配伍。④治淋浊。淋浊有因阴精亏损，脏气无权，腑气不用者。叶氏认为阴药呆钝，桂附动液，通阳以柔剂为宜。常以肉苁蓉与杞子、小茴、归尾、牛膝、远志、茯苓等配伍。⑤治虚劳。虚劳有因劳伤肝肾，精气不充，下焦空虚者。叶氏治之以辛温咸润的柔剂通药，常以肉苁蓉与鹿茸、紫河车、杞子、茯苓、杜仲、五味子、沙苑子等配伍。⑥治痿证。叶氏认为，痿证之旨，不外乎肝肾肺胃四经之病。盖肝主筋，筋伤则四肢不为人用，而筋骨拘挛；肾藏精，精血相生，精虚则不能灌溉诸末，血虚则不能营养筋骨……下体痿弱，属虚者多。每以肉苁蓉与熟地、鹿茸、杞子、牛膝、巴戟、杜仲、石斛等配伍，温补肝肾。

六、临床医师用药经验

（一）补肾壮阳

可以用单味肉苁蓉，也可以苁蓉益肾颗粒、三宝胶囊、苁蓉补肾丸等，具有补肾填精、益气培元的功效。

（二）提高免疫力

肉苁蓉属于一种能兴奋垂体—肾上腺皮质激素或有类似肾上腺皮质激素样作用，它能促进和增强单核—巨噬细胞的吞噬能力，肉苁蓉多糖对人体淋巴细胞的形成和活性都有显著的影响，它能增加淋巴细胞的增殖反应，从而增强机体的免疫功能。增强免疫力的方式可以通过肉苁蓉泡水、泡茶饮，肉苁蓉泡酒喝，肉苁蓉粥等多种方式进行。

（三）润肠通便

肉苁蓉具有通润的作用，能显著提高小肠推进速度，缩短通便时间，同时对大肠的水分吸收也有明显的抑制作用，从而促进粪便的湿润和排泄，具有真正的润肠通便作用。苁蓉通便口液、润肠丸、通便片等均有润肠通便之功效。

（四）调节循环系统

肉苁蓉还可调节循环系统，具有保护缺血心肌；降血脂、抗动脉粥样硬化、抗血栓形成；降低外周血管阻力，扩张外周血管，降低血压；保护肝脏，抗脂肪肝等作用。

（五）治肾虚闭经

肉苁蓉含有丰富的生物碱、结晶性的中性物质、氨基酸、微量元素、维生素等成分。能补肾阳、益精血，抑制"阳虚"症状的出现，防止体重减轻。可有效地预防并治疗男子肾虚阳痿、遗精早泄及女子月经不调、闭经不孕等疾病。天紫红女金胶囊可益气养血、补肾暖宫。

（六）抗衰老

肉苁蓉中所含有的苯炳醇糖是其他药物所没有的成分。它是延缓衰老最有效的成分。肉苁蓉对人体下脑垂体、性腺、胸腺等部位的老化均有明显的延缓作用。龟龄集用于肾亏阳弱、记忆减退、夜梦精溢、腰酸腿软、气虚咳嗽、五更溏泻、食欲不振等症。具有强身健脑、调整神经、促进新陈代谢、增强机体活力等功能，素有"养生国宝"美称。

（七）强筋骨

肉苁蓉含有大量的氨基酸、维生素和矿物质，大大有利于人体健康。另外，肉苁蓉还含肉苁蓉苷以及黏多糖等成分；含苯丙糖基苷类肉苁蓉苷 A、B、C、H，洋丁香酚苷，鹅掌楸苷，以及 7 种苯乙醇苷成分；含类似睾酮和雌二醇样的物质；含无机物和微量元素有钾、钠、钙、锌、锰、铜等。如抗骨增生胶囊等药，补腰肾、强筋骨、活血止痛。

七、肉苁蓉食疗

肉苁蓉粥

肉苁蓉 30g，鹿角胶 5g，羊肉 100g，粳米 150g。肉苁蓉煎水取汁，羊肉切小块，与米同煮粥，临熟时下鹿角胶煮至粥熟。以肉苁蓉、鹿角胶及羊肉补肾阳、益精血。用于肾虚、精血不足，阳痿泄精、早泄，妇女宫寒不孕、腰膝酸痛。这些食材相互搭配可以有很好的保健作用，可以补气血、补肾脏、调经。

苁蓉麻子仁膏

肉苁蓉 15g，火麻仁 30g，沉香 6g。肉苁蓉、火麻仁煎水，沉香后下，一同煎取浓汁，加入约等量的炼蜜，搅匀，煎沸收膏。每次食 1~2 匙。以肉苁蓉、火麻仁润肠通便，沉香行气除胀，蜂蜜有润肠之功。用于津枯肠燥、便秘腹胀。这样的食疗方法可以有润肠通便的作用，对于缓解便秘有好处。

肉苁蓉羊肾羹

羊肾 2 个，肉苁蓉 30g，葱 1 根。将肉苁蓉用酒浸一夜，去皱皮，羊肾切开去脂膜，洗净切细，葱切成葱花。把肉苁蓉和羊肾放入锅内，加清水适量，煎半小时，放少许湿生粉、葱花，调味煮沸即可。随量空腹食用或佐餐。具有补益肾精、壮肾阳的功效。

肉苁蓉羊脊骨汤

羊骨 500g，肉苁蓉 50g、草果 6g，料酒 10g、大葱 15g，盐 3g、味精 1g，胡椒粉 2g，将羊脊骨洗净，在开水锅中余一下，捞出洗净；在砂锅里加适量清水，将羊脊骨放入锅中，煮至羊肉离骨；捞出后拆下羊肉，捅出脊髓，切碎，放入锅中；将肉苁蓉、草果、葱、盐放入锅内，煮约 20 分钟，去药再调味即可。本品具有补肾、润燥之功效，适用于肾虚、腰膝无力、筋骨挛痛的骨质疏松症。

肉苁蓉茶

肉苁蓉泡水饮用，可以起到较好的食疗效果。将选好的肉苁蓉切成薄片，取 1~2 片放入杯中，然后倒入开水冲泡，3~5 分钟后就可以饮用。可以反复冲泡，充分冲泡出让其含有的营养物质。煮茶饮用：取干燥的肉苁蓉 5~7g 放入锅中，加入适量的玫瑰花和胎菊，然后加入适量清水一起煮。15~20 分钟以后，取出过滤即可饮用。这样既能促进身体代谢，同时可以增强体质，提高身体免疫力。

肉苁蓉酒

泡酒以前应该先将肉苁蓉清洗，把它放到清水中浸泡，等它表面分润以后，用细毛刷认真刷洗，把它表面的沙子全部清洗干净。清洗干净的肉苁蓉要放到阴凉通风的地方，晾干表面的水分，然后再用干净的面板和无油无水的刀，把它切成片状，随后才能把切好的肉苁蓉放到经过消毒的干净玻璃瓶中，然后再加入准备好的高度白酒密封浸泡。在用肉苁蓉泡酒的时候只处理好肉苁蓉还不行，还要注意酒水的选择，泡酒所使用的白酒，度数一定要高，最少要超过50°。另外酒的质量也要注意选择，不能使用那些酒精和人工色素勾兑的白酒，应该使用那些纯粮酿制的优质白酒。用肉苁蓉泡酒，具有较好的保健功效。用其泡酒时，可以加入一些枸杞，对人体有诸多好处。一般肉苁蓉常与鹿茸、枸杞、蛤蚧、海马这些温补肾阳的中药一起配伍泡酒效果更好。常见的锁阳苁蓉枸杞酒就是将锁阳60g、肉苁蓉60g捣碎装入布袋，与枸杞子100g一起放入白酒3000g中密封浸泡15天即可饮用。期间不定时摇晃容器。每日两次，每次10~20ml，具有补肾阳、益精血、润肠通便。适用于阳痿、不孕、腰膝酸软、筋骨无力、肠燥便秘。

八、肉苁蓉禁忌证

肉苁蓉主要是补益作用及通润作用，但在多年的摸索和实践中，历代医家也总结出了肉苁蓉不宜服用的情况。《本草经疏》中指出："气本微温，相传以为热者，误也。泄泻禁用，肾中有热，强阳易兴而精不固者，忌之。"《顾松园医镜》中说："苁蓉性滑，泄泻禁用，阳易举而精不固者勿服。"《药品化义》提到"相火旺，胃肠弱者忌用"。现代医家认为，胃弱便溏，相火旺者忌服。

（一）阴虚火旺的人不能食用

阴虚火旺属虚火，多由精亏血少，阴虚不能制阳，虚阳上亢所致。阴虚火旺，较集中于机体的某一部位。如阴虚而引起的牙痛、咽痛、口干唇燥、骨蒸潮热、颧红等，均为虚火上炎所致。强阳易兴而精不固者，指肾阴虚内热和肾气亏损而导致遗精早泄，"易兴"，并不代表"阳足"，而是相对而言阴精更虚一些。长期泄精纵欲的多有此疾。这种"肾虚"，不可用肉苁蓉调理。虽然其有补精血之性，但是助阳之性猛烈，恐其未补而先泻。

（二）月经期间不要食用

肉苁蓉对女性痛经、宫寒、不孕等症都有调理作用，最好是在月经前期食用肉苁蓉，对痛经有缓解作用。在月经期间，实际上是女性体内一些垃圾物质的排放期，不建议食用肉苁蓉，避免一些不必要的问题。

（三）未满18周岁不要食用

肉苁蓉的主要功效是补肾壮阳，未成年的朋友身心等各方面都在发育阶段，未完全成熟，这个时候食用肉苁蓉，对身体各方面发展有一定的影响。

（四）肉苁蓉忌金属类物品

肉苁蓉是不能用铁器、铜器等泡水、泡酒的，因为这类金属物品会吸收肉苁蓉的营养成分，使肉苁蓉失去它本身的营养价值。最好是用玻璃器皿来泡食肉苁蓉。

（五）肉苁蓉量少效果差

肉苁蓉，为药食两用药物，历代医家认为，肉苁蓉入药，剂量小无效，如寇宗奭言："入药，少则不效。"单味处方用量，应在30g为宜。

九、肉苁蓉不良反应及处理方法

（一）消化系统不良反应

（1）苁蓉益肾颗粒引起胃不适　患者，男，45岁。患者因患有肾虚眩晕疾病，腰膝酸软，头晕耳鸣。口服苁蓉益肾颗粒，一次1袋，一日2次，在用药大约1小时后，患者出现胃不适症状，停止用药，休息3小时后，不适症状逐渐消失。

（2）全鹿丸引起腹痛腹泻　患者，男，35岁。患者因神疲乏力、畏寒肢冷、阳痿早泄，口服全鹿丸，一次1袋，一日3次，两天后出现腹痛、腹泻，停药后症状缓解，三天后痊愈。

（3）石斛夜光丸引起恶心眩晕　患者，男，47岁。患者因视物昏花，购买石斛夜光丸服用，服用该药品1丸后约1小时左右，患者出现恶心、眩晕症状，立即卧床休息后，眩晕症状缓解，但是恶心症状仍然未减轻，赴医院就诊，建议口服维生素B6后，恶心症状有所缓解。

（二）皮肤损害

（1）苁蓉通便口液引起丘疹　患者，女，65岁。患者因"左侧肢体无力两月余"就诊，入院查体心率：80次，呼吸频率：20次，血压：114/87mmHg，体温：36.7℃。于6日后出现便秘，自行服用苁蓉通便口液，夜间出现后背部瘙痒伴有丘疹，考虑药物过敏引起，次日停掉所有药品，同时给予盐酸西替利嗪分散片10mg口服，1次／日，GS+葡萄糖酸钙注射液2g+维生素C注射液2g静脉滴注，于用药下午背部红色皮疹减退，丘疹减小，瘙痒症状好转。

（2）石斛夜光丸引起丘疹　患者，女，55岁。因视物不清近7天就诊，主诉视力模糊，眼睛不适，检查结膜轻度充血，询问用药史后给予石斛夜光丸两丸，一天两次口服，患者当晚服用1丸，次日起床之后发现面部充血，眼睛浮肿，满脸出现粟粒大小的红色丘疹，奇痒。遂带药来诊，拟诊断为药物过敏，同时给予抗过敏等对症治疗，3天后症状缓解，继续用药至一周，症状完全缓解消失。

（三）上火症状

（1）三宝胶囊引起上火　患者，男，57岁。因肾虚服用三宝胶囊，服用第五日出现大便干燥的症状，症状轻，未停药，后自行好转。

（2）抗骨增生丸引起上火　患者，女，46岁。因关节痛，无力，药师建议服用抗骨增生丸一盒后，症状未减轻而且出现口渴、口干、上火的症状，停药几天后，上火的症状消失。

参考文献

[1] 黄璐琦，詹志来，郭兰萍. 中药材商品规格等级标准汇编第一辑 [G]. 北京：中国中医药出版社，2018.

[2] 乔中翔. 对肉苁蓉植物地方性知识研究——以内蒙古阿拉善肉苁蓉植物研究为例 [D]. 呼和浩特：内蒙古大学，2014.

[3] 屠鹏飞，蒋勇，郭玉海，等. 发展肉苁蓉生态产业推进西部荒漠地区生态文明 [J]. 中国现代中药，2015（2）：297-301.

[4] 彭芳，徐荣，徐长青，等. 肉苁蓉药用及其食疗历史考证 [J]. 中国药学杂志，2017（3）：377-383.

[5] 李佳蔚，周婉，李俊松.《中华人民共和国药典》中肉苁蓉的基源考证 [J]. 中华中医药学刊，2014（7）：1756-1760.

[6] 王智民，刘晓谦，李春，等. 荒漠肉苁蓉的药食两用历史述要 [J]. 中国药学杂志，2017，52（7）：525-529.

[7] 屠鹏飞，姜勇，郭玉海，等. 砥砺奋进二十年芙蓉花开遍漠北 [C]. 第十届国际肉苁蓉暨沙生药用植物学术研讨会论文集. 内蒙古阿拉善盟：中国野物植物保护协会、中国中药协会，2019：3-11.

[8] 和田地区沙生药用植物和红柳肉苁蓉产业开发领导小组.

新疆和田管花肉苁蓉历史现状及人工种植发展前景［C］. 第二届肉苁蓉暨沙生药用植物学术研讨会论文集. 北京：中国药学会，2002：146–167.

［9］ 屠鹏飞，郭玉海，等. 荒漠肉苁蓉及其寄主梭梭栽培技术［M］. 北京：科学出版社，2015.

［10］屠鹏飞，陈庆亮，姜勇，等. 管花肉苁蓉及其寄主柽柳栽培技术［J］. 中国现代中药，2015，4（17）：349-358.

［11］高妍，过立农，马双成，等. 基于UPLC特征图谱及主要成分含量的3种肉苁蓉比较研究［J］. 中国中药杂志，2019，44（17）：3749-3757.

［12］中国药品生物制品检定所，广东省药品检验所. 中国中药材真伪鉴别图典 - 第4册［M］. 广州：广东科技出版社，2002.

［13］孙朝晖. 中药肉苁蓉的药理活性研究进展［J］. 赤峰学院学报（自然科学版），2010，26（2）：70-71.

［14］吾买尔江·牙合甫，姚刚. 肉苁蓉功效的实验研究进展［J］. 湖南中医杂志，2016，32（4）：193-196.

［15］陈诗雅，覃威，杨莎莎，等. 肉苁蓉的临床应用及其疗效机制研究进展［J］. 海峡药学，2017，29（5）：1-4.

［16］赖青海，王琳琳，丁辉，等. 肉苁蓉治疗骨质疏松症研究进展［J］. 辽宁中医药大学学报，2016，18（3）：

102-104.

[17] 孟胜喜，霍清萍. 肉苁蓉有效成分对神经系统作用研究进展 [J]. 中国中医药信息杂志，2016，23（10）：123-126.

[18] 刘显红，郑安敏. 肉苁蓉汤治疗便秘31例临床研究 [J]. 中国社区医师，2020，36（4）：126-127.

[19] 张国英，张勇. 治疗肾虚验方 [J]. 中国民间疗法，2019，27（12）：104.

[20] 祝之友. 肉苁蓉临床注意事项 [J]. 中国中医药现代远程教育，2020，18（4）：315.

[21] 屠鹏飞，姜勇. 中药肉苁蓉的本草再考证 [J]. 中国中药杂志，2022，47（20）：5670-5679.

[22] 韩天雨，杨栋，乔亚梅等. 肉苁蓉与乌梅对抗生素相关性腹泻小鼠肠道菌群的调节作用 [J/OL]. 世界中医药，1-14.http://kns.cnki.net/kcms/detail/11.5529.R.20230412.1825.011.html.

[23] 于迎春，赵阳，梁素萍，等. 山茱萸-肉苁蓉药对治疗帕金森的网络药理学研究 [J]. 中成药，2020，42（11）：3034-3040.

[24] 张浩. 肉苁蓉、淫羊藿与硫酸软骨素、氨基葡萄糖联用对骨质疏松的疗效和机制探究 [D]. 天津：天津中医药大学，2022.

[25] 朱晓春，王秋霞，朱红. 阿拉善肉苁蓉产业发展及

其标准化研究［J］. 中国标准化，2021（13）：126-129+141.

［26］ 王文舒，武志博，杨卫超，等. 不同起源梭梭林下阿拉善盟荒漠肉苁蓉产量结果分析［J］. 现代农业，2022（01）：26-29.

［27］ 吴明，沈飞. 新疆肉苁蓉产业发展现状及对策［J］. 新疆林业，2022（03）：24-26.

［28］ 李代晴，徐荣，何秀丽，等. 肉苁蓉药材市场调查及规格等级标准［J］. 中国现代中药，2021，23（03）：401-408.

［29］ 路颖慧，皮雯敏，张悦，等. 肉苁蓉和管花肉苁蓉的比较研究及市场现状分析［J］. 中国现代中药，2019，21（08）：999-1005.

［30］ 屠鹏飞，姜勇. 中药肉苁蓉的本草再考证［J］. 中国中医药杂志，2022，47（20）：5670-5679.

［31］ 彭家柱. 浅谈叶天士用肉苁蓉的经验［J］. 四川中医，1998，16（6）：1.